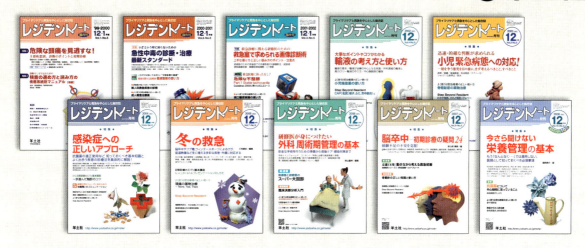

おかげさまで20年

レジデントノートは2018年度で
『創刊20年目』となりました.
これからも読者の皆さまに寄りそい,
「読んでてよかった!」と思っていただける内容を
お届けできるよう努めてまいります.
どうぞご期待ください!

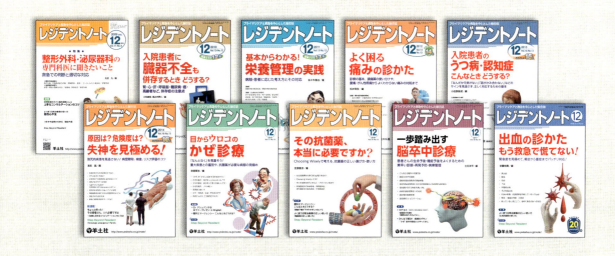

皆さまの声をお聞かせください

レジデントノートは臨床現場で日々奮闘されている読者の皆さまの声を何よりも大切にしています. 小誌のご感想や取り上げてほしい内容などがありましたら, 下記のメールアドレスへぜひお知らせください. お待ちしております. rnote@yodosha.co.jp

Amami総合診療 手あてプログラム

平成31年度総合診療専門研修受付中

必要とされる環境で
あなたの**医療人生を変える**経験を

医の原点はここにある

プログラム独自の取り組み

〔地域の医療を変える活動〕
病院内だけが総合医の仕事ではありません。地域の医療を変える活動を地域ぐるみで考える活動は他では経験できない取り組みです。
住民にとって一番大切な医療の形とは何か。地域住民と直接話し合う「医療座談会」と定期的に開催しています。
その他、医師会との連携や、ドクターヘリでの連携など、あなたと共に地域の医療に本気で取り組みます。

〔フィジカルの国で修行する〕
奄美大島では、「身体診察」、特にベッドサイドを中心とした医療の実現を目指しています。カンファレンス重視型都会の研修病院とは違う、ベッドサイド重視型研修を行っています。「フィジカル(身体診察)が専門です。」と言える総合診療医を目指します。
○毎朝、回診！、回診！回診！～　ベッドサイドで身体診察を徹底的に学びます。
○症例カンファで次の診療へつなげる　～　主訴から鑑別を挙げるトレーニングしています。
○フィジカル道場で修行　～　体をつかったワークショップを毎週行っています。

3年間のプログラムであなたは、**手あての医師**になります。

お問い合わせ先
名瀬徳洲会病院　総務課　元　俊洋（ハジメ　トシヒロ）
TEL: 0997-54-2088（総務課直通）e-mail:hajime.t@vesta.ocn.ne.jp

フィジカルクラブ　検索

プログラム責任者　平島 修

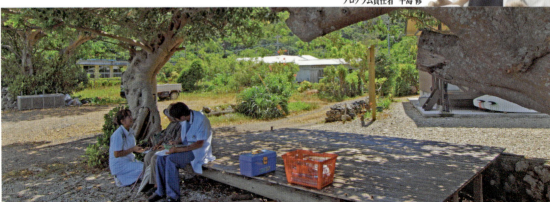

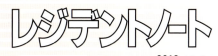

出血の診かた もう救急で慌てない！

緊急度を見極めて、軽症から重症までバッチリ対応！

編集／安藤裕貴（一宮西病院 総合救急部 救急科）

特集にあたって
救急医の出血！ 大サービスとは .... 安藤裕貴　2160

よく診る出血

鼻出血
笠原大輔, 西川佳友　2164

喀血
松山 匡　2171

吐血
初期対応…どう行動？ 緊急内視鏡検査…必要？ 不要？
今すぐ使える診療法 .... 松川展康　2178

下血
島 惇　2185

外傷性出血
萩原康友　2192

出血関連で困ること

不正性器出血
橋本悠平　2200

抗血小板薬・抗凝固薬を内服している人の出血
薬師寺泰匡　2207

緊急！ 輸血の判断, 注意点
坂本 壮　2213

知っていると役に立つ, 地味に困る出血への対応
指尖部損傷・爪下血腫・腹直筋（鞘）血腫 .... 武部弘太郎　2222

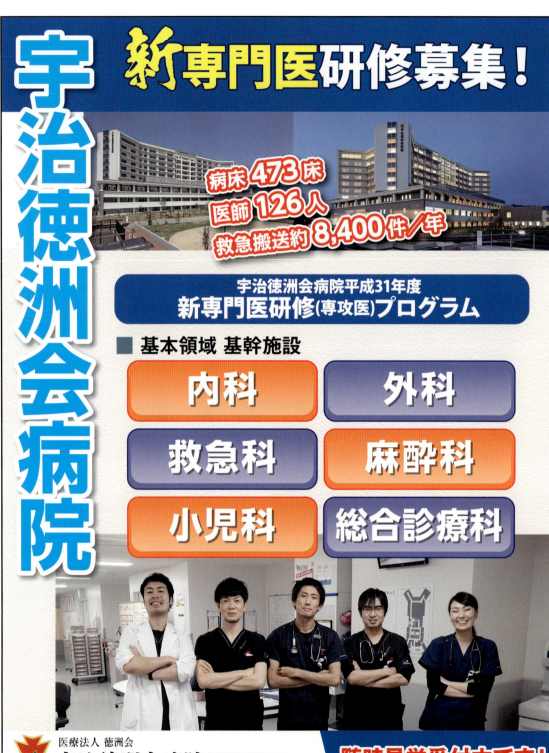

レジデントノート

contents 2018 **12**
Vol.20-No.13

連載

■ 実践！画像診断 Q&A —このサインを見落とすな
- ▶ 突然の心窩部痛で受診した 50 歳代男性 ………………………… 井上明星　2151
- ▶ 湿性咳嗽を主訴とした 30 歳代男性 ……………………… 芳賀高浩，山口哲生　2153

■ なるほどわかった！日常診療のズバリ基本講座
- ▶ ケースレポートを書いてみよう！ 〜立ち止まらず書くためのコツ〜 … 江口和男　2236

■ 臨床検査専門医がコッソリ教える…検査の Tips！
- ▶ 第 21 回　動脈血ガス分析はどんなときに行うの？ ………………… 東條尚子　2240

■ みんなで解決！病棟のギモン
- ▶ 第 33 回　グラム染色の使いどき ……………………………………… 宇野俊介　2242

■ よく使う日常治療薬の正しい使い方
- ▶ 広域抗菌薬の使い方 ……………………………………… 藤友結実子，具　芳明　2247

■ 呼吸器疾患へのアプローチ　臨床力×画像診断力が身につく！ 【最終回】
- ▶ 第 6 回　胸水の原因を探ろう！まずは胸水穿刺を！ ……………… 藤田次郎　2252

■ こんなにも面白い医学の世界　からだのトリビア教えます
- ▶ 第 51 回　加熱式タバコって, 毒性が少ないの？ ………… 青景聡之，中尾篤典　2261

■ 攻める面談，守る面談
- ▶ 第 7 回　感情に配慮せよ！〜私たちはわかりあえない（後編）… 岡村知直　2263

■ Step Beyond Resident
- ▶ 第 181 回　忘れないでトラネキサム酸 Part2
  〜産婦人科でも大（？）活躍〜 ……………………………………… 林　寛之　2267

■ ドクターSの診療ファイル Part2　SDH から探る, 患者に隠れた健康問題とは？
- ▶ 第 3 回　治らない高血圧 〜夜勤という SDH に潜む罠〜 … 岡本真希，近藤尚己　2276

■ エッセイ　対岸の火事、他山の石
- ▶ 第 207 回　3 番目に多い頭痛（前編）………………………………… 中島　伸　2283

■ 総合診療はおもしろい！〜若手医師・学生による活動レポート
- ▶ 第 63 回　第 13 回若手医師のための家庭医療学冬期セミナー開催報告
  ……………………………………………………………………………… 櫻井広子　2287

増刊 レジデントノート

1つのテーマをより広くより深く

☐ 年6冊発行　☐ B5判

レジデントノート Vol.20 No.14　増刊（2018年12月発行）

研修医に求められる 消化器診療のエッセンス

病棟、救急外来で必要な対応力と領域別知識が身につく！

編集／矢島知治

☐ 定価（本体4,700円＋税）　☐ 247頁　☐ ISBN978-4-7581-1618-3

新刊

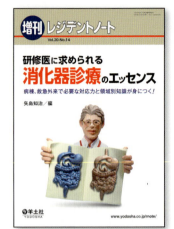

- 学ぶべきことが多く多岐にわたる消化器診療の診断のポイントや読影のコツなどを厳選して紹介！
- 最新ガイドラインの情報や上級医や専門医へのコンサルトするタイミングもしっかりとわかる！
- できることを自分でやろうとする研修医のための実践的な手引き書！

本書の内容

第1章　病棟で求められる消化器症状への初期対応
腹痛／下痢・便秘／嘔気・嘔吐／消化管出血／黄疸

第2章　救急外来で腹痛の診療をする際に見逃したくない疾患
急性虫垂炎とその鑑別疾患／腸閉塞イレウス：非絞扼性, 絞扼性／
腸管虚血／感染性腸炎／胆管炎・胆嚢炎・急性膵炎　他, 4項目

第3章　診療の質を左右する基本事項
病歴聴取：現病歴を中心に／バイタルサインをフルに活用し,
上級医になろう～病態の把握から臨床判断まで～／腹部診察法　他, 2項目

第4章　受け持ち医に求められる領域別知識
上・下部内視鏡検査治療／胆道・膵臓への内視鏡的アプローチ／急性膵炎／
急性肝炎／肝硬変のマネージメント　他, 3項目

第5章　消化器診療で押さえておきたいその他の重要事項
HBVとHCVについてすべての臨床医が知っておくべきこと／慢性便秘症へのアプローチ／外科医からのメッセージ①：手術室と外科病棟で研修医に求められること／
外科医からのメッセージ②：コンサルトをスムーズに行うために　他, 1項目

診療パフォーマンスを劇的に上げる1冊！

発行　羊土社 YODOSHA
〒101-0052　東京都千代田区神田小川町2-5-1　TEL 03(5282)1211　FAX 03(5282)1212
E-mail：eigyo@yodosha.co.jp
URL：www.yodosha.co.jp/

ご注文は最寄りの書店、または小社営業部まで

実践！画像診断 Q&A - このサインを見落とすな

突然の心窩部痛で受診した50歳代男性

（出題・解説）井上明星

Case1
［救急画像編］

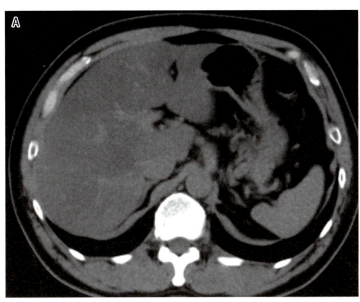

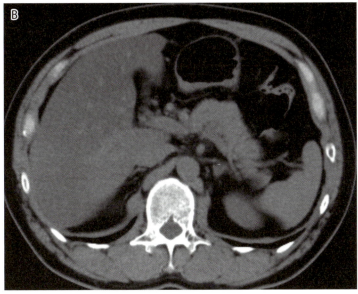

図1　腹部単純CT
AはBより頭側．

病歴

症例：50歳代男性．
心窩部から下腹部にかけて，人生で経験したことのない急激な痛みを自覚した．痛みは持続しており，発症直後が最も痛かった．生ものの摂取歴なし．既往歴に高血圧と脂肪肝．

身体所見：腹部は平坦，軟．圧痛や腹膜刺激症状なし．腸蠕動音に亢進や減弱を認めない．

血液検査所見：RBC 5.33 $\times 10^6$/μL, Ht 46.0 %, Hb 15.8 g/dL, WBC 10,400 /μL, PLT 3.82 $\times 10^5$/μL, CRP 0.31 mg/dL, D-dimer 0.5 μg/mL

問題

Q1：腹部単純CT（図1）の異常所見は何か？
Q2：確定診断のため行うべき検査は何か？
Q3：治療選択肢として何が考えられるか？

Akitoshi Inoue（東近江総合医療センター 放射線科）　　web上にて本症例の全スライスが閲覧可能です．

ある1年目の研修医の診断

単純CTで明らかな異常はなさそうなので，鎮痛薬を処方して帰宅していただきます．

孤立性腹腔動脈解離

解答
A1：腹部単純CTでは上腸間膜動脈（図1B →）と比較して，腹腔動脈（図1A →）が拡張しており，高吸収を呈している．周囲脂肪織には軽度の濃度上昇を認める．
A2：腹部造影CTを行い，解離の範囲と臓器虚血の有無をチェックする．
A3：治療選択肢として保存的治療，血管内治療，外科治療が考えられる．本症例では保存的治療が選択され，侵襲的治療は必要なかった．

解説
孤立性内臓動脈解離は大動脈解離を伴わない孤立性の内臓動脈の解離をいう．腹腔動脈，上腸間膜動脈に好発し，突然の激しい腹痛，背部痛で発症するが，通常は腹部診察で腹膜刺激症状を認めない．9割は男性に発症し，発症平均年齢は55歳である．高血圧，糖尿病および喫煙が危険因子とされる．大動脈解離とは異なりD-dimer上昇は孤立性内臓動脈解離の9例中2例でのみしか認められなかったと報告されており，診断的価値は乏しい[1]．診断および経過観察にはCTが有用であり，単純CTでは血管径拡大，血栓化された偽腔，周囲脂肪織の濃度上昇，造影CTではintimal flap（図2 →）が認められるが，単純CTのみでは異常を捉えられないこともある．症状や診察および単純CTで本疾患を疑った際には，造影CTで診断を確定し，解離の進展範囲や臓器虚血の有無を評価する．超音波検査は簡便に施行可能な放射線被曝を伴わないモダリティであり，内臓動脈本幹のintimal flapや血栓化した偽腔を認めることもあるが，臓器虚血の評価は難しい．

稀ながら，内腔の閉鎖による臓器虚血，偽腔拡大による瘤状拡張や破裂をきたし，致死的な場合があり，ときに血管内治療や外科治療を要するが，ほとんどの孤立性内臓動脈解離において保存的治療が有効であり，2年以内に解離腔のリモデリングが認められたと報告されている[2]．保存的治療を選択した場合は，腹部症状や造影CTで解離血管の形態や臓器虚血の有無を注意深くフォローする必要がある．1週間程度で解離血管の進行が認められることが多いと報告されており，発症から1週間後をめどに造影CTでのフォローが勧められている[1]．

本症例では突然発症の強い腹痛から血管病変による痛みが疑われ，造影CTで診断が確定された．突然発症の強い腹痛において単純CTで症状を説明しうる所見を指摘できない場合は，血管病変を疑い造影CTを行う必要がある．

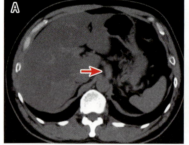 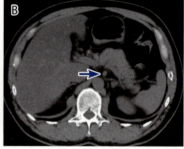

図1 腹部単純CT
AはBより頭側．上腸間膜動脈（B →）と比較して，腹腔動脈（A →）が拡張しており，高吸収を呈している．

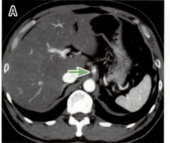 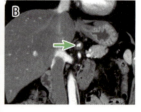

図2 腹部造影CT（動脈相）
A）軸位断，B）冠状断．腹腔動脈の壁が肥厚しており，内腔にはintimal flapを認める（A，B →）．
図2Aはweb上にて全スライスが閲覧可能です．

引用文献
1) 水 大介，他：孤立性内臓動脈解離9症例の検討．日救急医会誌，25：710-716，2014
2) Li S, et al：Effectiveness of the Conservative Therapy for Symptomatic Isolated Celiac Artery Dissection. Cardiovasc Intervent Radiol, 40：994-1002, 2017

Case2 [胸部編]

湿性咳嗽を主訴とした30歳代男性

（出題・解説）芳賀高浩，山口哲生

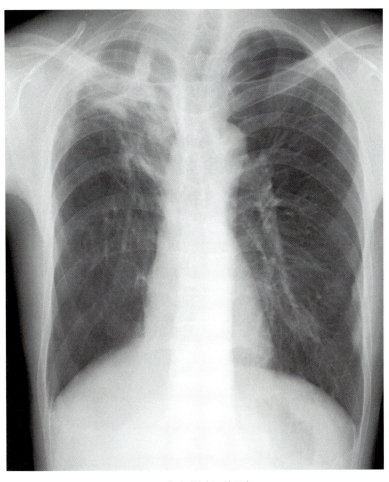

図1　来院時胸部X線写真

病歴

症　例：30歳代男性．既往歴：特記すべきことなし．喫煙歴：20～30歳まで30本/日．
飲酒歴：機会飲酒．家族歴：特記すべきことなし．
現病歴：2カ月前から湿性咳嗽が出現した．近医を受診し，感染性肺嚢胞の診断で入院した．1カ月抗菌薬を投与したが軽快せず，当院へ転院した．
身体所見：意識清明，体温35.9℃，脈拍70回/分，血圧110/60 mmHg，呼吸数14回/分，SpO2 98％（室内気）．胸部聴診上異常呼吸音，心雑音を聴取しなかった．
検査所見：WBC 6,900/μL（Neu 81.5％，Ly 14.3％，Mono 4.2％，Eo 0.0％），**CRP 8.34 mg/dL**，TP 6.2 g/dL，Alb 3.7 g/dL，GOT 21 IU/L，GPT 19 IU/L，LDH 295 IU/L，BUN 14.5 mg/dL，Cr 0.98 mg/dL．**動脈血液ガス（室内気）**：pH 7.426，PaO2 87.5 Torr，PaCO2 43.7 Torr．

問題

Q1：胸部X線写真（図1）の所見は？
Q2：診断はどのように行うか？
Q3：治療はどのように行うか？

Takahiro Haga[1], Tetsuo Yamaguchi[2]（1 関東労災病院 精神科，2 新宿海上ビル診療所）

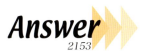

慢性進行性肺アスペルギルス症の1例

解答

- A1: 右上肺野に壁の肥厚した空洞影がみられる（図1▶）．胸部CT写真では右上葉に空洞影がみられ，空洞壁は肥厚している（図2▶）．
- A2: 抗酸菌を含めた喀痰培養検査を行う．診断がつかない場合には気管支鏡検査を行う．結核菌，非結核性抗酸菌，アスペルギルスなどの血清抗体を検査する．
- A3: 抗真菌薬，手術により治療する．

解説

肺アスペルギルス症はその病態から慢性型，急性型，アレルギー型に大別される．慢性型は肺の器質的病変にアスペルギルスが腐生することにより生じる．深在性真菌症の診断・治療ガイドラインでは慢性型は単純性肺アスペルギローマ（simple pulmonary aspergilloma：SPA）と慢性進行性肺アスペルギルス症（chronic progressive pulmonary aspergillosis：CPPA）に分けられている[1]．原則として1個の空洞に真菌球を呈するものをSPA，それ以外をCPPAとする．

CPPAは肺に複数の空洞が存在し，病理学的に組織侵襲を認めず，経過の遅い慢性空洞性肺アスペルギルス症（chronic cavitary pulmonary aspergillosis：CCPA）と，肺に結節やコンソリデーションが存在し，病理学的に組織侵襲を認め，経過が比較的早い慢性壊死性肺アスペルギルス症（chronic necrotizing pulmonary aspergillosis：CNPA）を包括する概念である[2]．CCPAとCNPAは臨床的に鑑別することが困難であり，治療に関しても明確な差異がないため，CPPAとして包括して議論されることが多い．

CPPAは肺の基礎疾患を有する患者で緩徐に進行し，増悪と寛解をくり返す．肺の基礎疾患を有する患者で1カ月以上続く呼吸器症状を呈し，画像所見の増悪，炎症性マーカーの上昇を認め，抗菌薬に反応しない場合本症を疑う．

CPPAは抗アスペルギルス沈降抗体検査で陽性あるいは，病理学的にアスペルギルス症と診断された場合は臨床診断例となり，培養検査が陽性となれば確定診断となる．本症例では抗アスペルギルス沈降抗体検査が陽性となり，臨床診断した．

治療は可能であれば外科的切除が第一選択，高齢や低肺機能のため手術が難しい場合には抗真菌薬投与を行う．本症例はミカファンギン，イトラコナゾールを併用し，炎症性マーカー，画像所見の改善がみられた．肺の基礎疾患として肺尖部のブラがあり，その他の肺実質は正常であると考えられ，呼吸機能検査で肺機能が正常であったため，右上葉切除を他院で行った．術後経過は良好である．

引用文献

1) 「深在性真菌症の診断・治療ガイドライン2014 小児領域改訂版」（深在性真菌症のガイドライン作成委員会/編），協和企画，2016
2) Walsh TJ, et al：Treatment of aspergillosis：clinical practice guidelines of the Infectious Diseases Society of America. Clin Infect Dis, 46：327-360, 2008

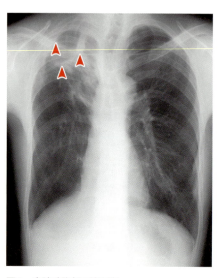

図1　来院時胸部X線写真

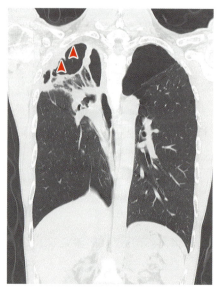

図2　来院時胸部CT写真

Book Information

画像所見から絞り込む！
頭部画像診断
やさしくスッキリ教えます

新刊

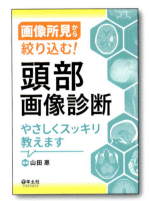

編集／山田　惠

- 定価(本体 4,600円＋税)　　B5判　　295頁　　ISBN978-4-7581-1188-1

- 「異常所見，原因疾患は？」「鑑別の次の一手は？」どのように考え診断するか，画像所見ごとに実際の手順に沿って，基本から解説！
- 救急での必須事項がわかり，鑑別のフローチャートが現場ですぐ役立つ！

画像所見ごとの解説で，診断までの道筋が見えてくる！

非専門医が診る
しびれ
しびれパターンによる分類と
病態生理からわかる鑑別疾患

新刊

著／塩尻俊明

- 定価(本体 4,500円＋税)　　B5判　　190頁　　ISBN978-4-7581-1840-8

- しびれのパターン（部位や経過など）ごとに疾患を分類
- それぞれの疾患の典型例，非典型例，鑑別疾患を，病態生理から解説
- 非専門医の立場での診断・治療や，コンサルトのタイミングも紹介

鑑別疾患や非典型例も、病態生理からの解説で腑に落ちる！

ABC of 臨床推論
診断エラーを回避する

新刊

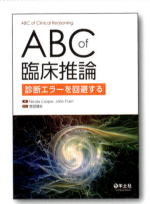

編集／Nicola Cooper, John Frain　　監訳／宮田靖志

- 定価(本体 3,200円＋税)　　B5判　　120頁　　ISBN978-4-7581-1848-4

- 欧米で研究が進む診断エラーの知見を交えて，臨床推論の基本を解説
- 推論過程に関わる認知バイアス，ヒューマンファクターの解説も充実
- 初学者だけでなく，診断的思考のアップデートをしたい方にもおすすめ

診断エラーはなぜ起こる？どう防ぐ？診断の質向上に役立つ1冊

発行　**羊土社 YODOSHA**
〒101-0052　東京都千代田区神田小川町2-5-1　TEL 03(5282)1211　FAX 03(5282)1212
E-mail：eigyo@yodosha.co.jp
URL：www.yodosha.co.jp/

ご注文は最寄りの書店，または小社営業部まで

信頼されて20年

レジデントノートは
これからも研修医に寄りそいます！

レジデントノートの年間定期購読

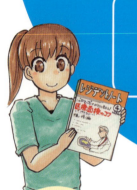

定期購読者の声

- 発行後すぐお手元に
- 送料無料※1
- 年間を通じて満遍なく勉強できる！
- 定期的な勉強のきっかけになった！
- 継続して広範囲の内容を学べる！

継続的に幅広い知識を身につけ、研修を充実させよう！！

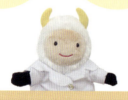

4つのプランで随時受付中！

冊子のみ

- 通常号（月刊12冊） 本体 24,000円＋税
- 通常号（月刊12冊）＋ 増刊（6冊） 本体 52,200円＋税

WEB版※2,3（通常号のみ）購読プラン

- 通常号（月刊12冊）＋ WEB版 本体 27,600円＋税
- 通常号（月刊12冊）＋ 増刊（6冊）＋ WEB版 本体 55,800円＋税

※1 海外からのご購読は送料実費となります
※2 WEB版の閲覧期間は、冊子発行から2年間となります
※3「レジデントノート定期購読WEB版」は原則としてご契約いただいた羊土社会員の個人の方のみご利用いただけます

（雑誌価格は改定される場合があります）

発行 羊土社

大好評 定期購読者限定プラン！
レジデントノート WEB版

レジデントノート通常号（月刊）がWEBブラウザでもご覧いただけます

- 購入号の全文検索ができる！
- 片手で簡単に使える操作系！
- ページ拡大ツールで細かい図もよくわかる！

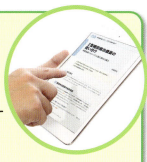

新刊・近刊のご案内

月刊 "実践ですぐに使える"と大好評！

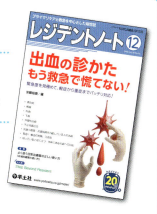

1月号（Vol.20-No.15）
せん妄に対応できる（仮題）
編集／井上真一郎

2月号（Vol.20-No.16）
学会発表にチャレンジ！（仮題）
編集／佐藤雅昭

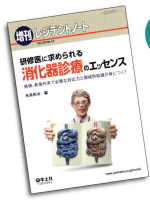

増刊 1つのテーマをより広く、より深く、もちろんわかりやすく！

Vol.20-No.14（2018年12月発行）
研修医に求められる 消化器診療のエッセンス
病棟、救急外来で必要な対応力と領域別知識が身につく！
→p.2150もご覧ください！
編集／矢島知治

Vol.20-No.17（2019年2月発行）
免疫不全患者の発熱と感染症をマスターせよ！
化学療法中や糖尿病患者など、救急や病棟でよくみる
免疫不全の対処法を教えます
編集／原田壮平

以下続刊…

随時受付！右記からお申込みいただけます

- お近くの書店で ▶ レジデントノート取扱書店（小社ホームページをご覧ください）
- ホームページから ▶ www.yodosha.co.jp/
- 小社へ直接お申込み ▶ TEL 03-5282-1211（営業）　FAX 03-5282-1212

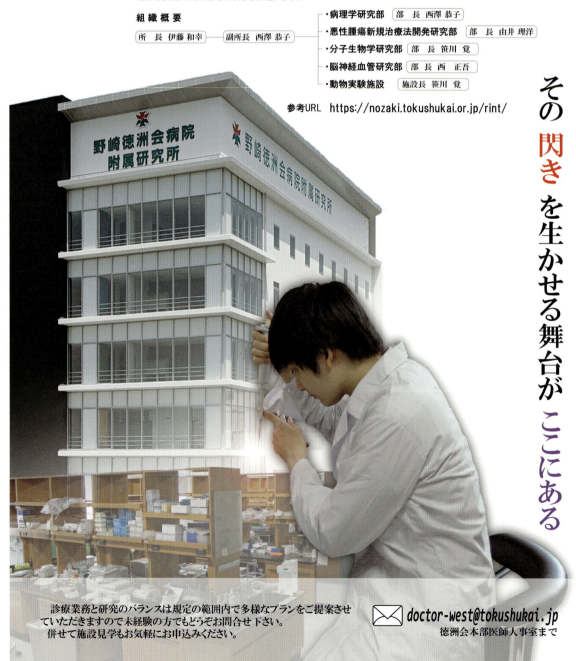

出血の診かた もう救急で慌てない！

緊急度を見極めて、
軽症から重症までバッチリ対応！

特集にあたって
救急医の出血！ 大サービスとは 2160

よく診る出血

鼻出血 2164

喀血 2171

吐血
初期対応…どう行動？ 緊急内視鏡検査…必要？ 不要？
今すぐ使える診療法 2178

下血 2185

外傷性出血 2192

出血関連で困ること

不正性器出血 2200

抗血小板薬・抗凝固薬を内服している人の出血 2207

緊急！ 輸血の判断，注意点 2213

知っていると役に立つ，地味に困る出血への対応
指尖部損傷・爪下血腫・腹直筋(鞘)血腫 2222

特集 出血の診かた　もう救急で慌てない！

特集にあたって
救急医の出血！大サービスとは

安藤裕貴

1　本特集で扱う出血

　救急外来にはさまざまな出血患者が現れます．とても頻度の高い**鼻出血**の人や，**吐血**や**喀血**のように口から豪快に出血する人，痔などから**下血**したのをとても不安に思う人，**外傷性出血**でショックになってしまう人など，救急外来で出血への対応を迫られることは非常によくあることです．こういった【よく診る出血】に対して，原因検索や止血などのマネジメントについて特集を組んでみました．さらには【出血関連で困ること】として，**女性の不正性器出血**への対応に自信のない諸君へのエールを送りつつ，**抗血小板薬・抗凝固薬を内服している人の出血**という特殊かつ，救急外来利用者が高齢化していく時代のなかで問題になりやすいことについて取り上げました．出血への対応策の1つである**緊急輸血**については，いつ判断するのか，注意点は何かを押さえることで，必要性の高いケースを的確に判断し，考える力を身につけられるように工夫しました．そして**知っていると役に立つ，地味に困る出血への対応**では，致命的ではないがなかなか止血できず，放ってもおけない出血や，小さな出血たちへの基本からウルトラCの対応までをまとめてあります．まさに出血大サービスの特集となっています．

2　出血への「大サービス」アプローチ

　救急外来で診る出血というと，どれも緊急性が高いように感じてしまいますが，もしそうだとすると，全例に輸血や止血術のような侵襲性の高い介入が行われるハズです．しかし，実際にはそこまでいかないどころか，救急医の判断によって「これはまだいい」「これはちょっと急ぐ」「これは大急ぎで！」とケースバイケースで対応を分けているのにお気づきでしょうか．
　しかも，その判断は診察開始から数分以内に決定されていることが多く，出血対応に慣れない研修医を「な，な，なんでこんなに早くわかるの！？」と，しばしば驚かせます．

救急外来に来る患者さんは，月に1〜2度，定期的に来院して何年も前から診ている方ではなく，ほとんどが「はじめまして，こんにちは」となる一期一会の方ばかりのはずです．以前の状態がわかれば，そのときと比較をすることが可能ですから，救急外来は一般外来と比較して，医者にとって不利な要素の多い環境です．救急医はそんな限られた環境にあっても，患者さんの方針を判断しています[1]．本稿ではその拠り所を「大サービス」アプローチと称して紹介したいと思います．

3 アプローチを支えるファーストインプレッション

待合から患者さんを診察室に呼び入れてから座ってもらうまで，あるいは救急車からストレッチャーで運ばれて救急室のベッドへ移動するまでの間に，われわれ救急医は患者さんの第一印象（ファーストインプレッション）で今後の展開を予測しています．このファーストインプレッションには「大サービス」アプローチに関わるいくつかの情報が隠れています．

まずはその情報を**大きく4つに分けます**．

① 年齢・性別
② 主訴
③ バイタルサイン
④ sick感

1）年齢・性別，主訴

1つ目と2つ目の年齢・性別，主訴は受付や救急隊から手に入る**最初の情報**です．年齢・性別および主訴の組み合わせによって，想定される疾患やリスクが全く違ってきます．例えば同じ吐血でも20歳代男性の吐血であれば，金曜日の深夜に来院したとすると，飲み会で飲みすぎて（急性アルコール中毒）頻回嘔吐してMallory–Weiss症候群になったのか，あるいはNSAIDs乱用で胃潰瘍になって吐血したのだろうかと考えます．これが70歳代男性の吐血となると，悪性腫瘍からの出血か，慢性アルコール中毒で食道静脈瘤破裂となったのか，などと鑑別疾患が変化してきます．高齢者であれば抗凝固薬を内服している可能性も高く[2]，多剤服用による抗凝固作用の亢進が隠れていると，出血が止まりにくいことも予測されます．

2）バイタルサインとsick感

ある研究では患者さんの**年齢・性別，主訴**と**バイタルサイン（vital signs）**だけで入院になるか，帰宅できるかを救急医に判断させたところ，**感度87.7％，特異度65.0％**であったと報告しています[3]．

「患者さんがぐったりして顔色が悪い」とか「冷や汗をかいて頻呼吸になり，呼びかけへ

の反応が鈍い」という，いかにも重症感があるな，というのをsick感といいます．同じ研究でsick感についても調べられており，これによると救急医のsick感による判断は感度66.2％，特異度88.4％もあるそうです[3]．

これらファーストインプレッションによる判断は，経験に基づく直感的な判断ともいえます．ダニエル・カーネマンはこうした直感的な判断のことを"システム1"と表現し，2002年にノーベル経済学賞を受賞しました．"システム1"の特徴は"自動的で，超高速に働いて，何かをしようという努力がほとんどいらない思考のメカニズム"です[4]．ではわれわれは直感だけで動いているのかというと，それは違います．直感を働かせるための計算式として，年齢・性別，主訴，sick感の組み合わせに，バイタルサインの読みを追加させています．

バイタルサインのなかで最も重視すべきなのは呼吸回数で，呼吸が速いことは患者さんの予後予測に役立つことがわかっています[5〜9]．

呼吸回数は
・最も重要なのに最も無視されるもの[5]
・院内心停止の最大の予測因子[6]
・不安定な患者さんでは血圧や脈拍数よりも変動する[7]
・24時間以内急変の特異度95％[9]

出血といえば血圧が下がって頻脈になることが予測されますが，本当のところはどうかというと，重大な出血では血圧よりも脈拍数のほうが関連性は高いと分析されています[10]．実際にすでに血圧が下がってしまった患者さんは誰しも注目して診ていますが，血圧が下がる前の脈拍数だけが上がった状態は「まだ大丈夫」と思ってしまいがちです．しかし，これが出血を診療するときに最も騙されやすい瞬間ということを知っておきましょう．プレショックという言葉がありますが，ショックに陥る直前に血圧はいったん高値になることが，50年以上前から指摘されています[11]．救急外来ではショックになる前の状態から介入をすることがとても重要です．

出血への「大サービス」アプローチをまとめると以下の通りです．

大：ファーストインプレッションの情報を大きく4つに分ける
サ：最初の情報（年齢・性別，主訴）で予測
ビ：バイタルサイン
ス：sick感

この「大サービス」アプローチはすべての救急患者へ応用できるものです．このアプローチで救急で慌てずに出血へと立ち向かっていきましょう！

引用文献

1) Perina DG, et al：The 2011 model of the clinical practice of emergency medicine. Acad Emerg Med, 19：e19-40, 2012
2) Torn M, et al：Risks of oral anticoagulant therapy with increasing age. 165, 1527-1532, 2005
3) Wiswell J, et al："Sick" or "not-sick"：accuracy of System 1 diagnostic reasoning for the prediction of disposition and acuity in patients presenting to an academic ED. Am J Emerg Med, 31：1448-1452, 2013
4) De Neys W & Glumicic T：Conflict monitoring in dual process theories of thinking. Cognition, 106：1248-1299, 2008
5) Cretikos MA, et al：Respiratory rate：the neglected vital sign. Med J Aust, 188：657-659, 2008
6) Fieselmann JF, et al：Respiratory rate predicts cardiopulmonary arrest for internal medicine inpatients. J Gen Intern Med, 8：354-360, 1993
7) Subbe CP, et al：Effect of introducing the Modified Early Warning score on clinical outcomes, cardio-pulmonary arrests and intensive care utilisation in acute medical admissions. Anaesthesia, 58：797-802, 2003
8) Goldhill DR, et al：A physiologically-based early warning score for ward patients：the association between score and outcome. Anaesthesia, 60：547-553, 2005
9) Cretikos M, et al：The objective medical emergency team activation criteria：a case-control study. Resuscitation, 73：62-72, 2007
10) Reisner AT, et al：The association between vital signs and major hemorrhagic injury is significantly improved after controlling for sources of measurement variability. J Crit Care, 533：e1-10, 2012
11) Chien S：Role of the sympathetic nervous system in hemorrhage. Physiol Rev, 47：214-288, 1967

Profile

安藤裕貴（Hirotaka Ando）

一宮西病院 総合救急部 救急科 部長
どうしてpatient 1stを訴える医師が少ないのか．critical 1stを実現しながら，ときに相反する両者を，高い次元でアチーブしていくのを目標に，新たな部門を立ち上げました．医局人事の影響の全くない病院で新しい救急医療のシステムを，一緒に実現しながら，人間として医師として成長していきたい人を募集中です．
https://www.generaler.com/

特集 出血の診かた　もう救急で慌てない！

【よく診る出血】
鼻出血

笠原大輔，西川佳友

① 鼻出血は慌てず完全に止血するまで継続して圧迫止血しよう
② 鼻出血のピットフォールに気をつけよう
③ 適切なタイミングで専門医にコンサルトしよう

はじめに

　鼻出血は救急外来診療においてwalk-inでも救急車でも頻繁に出くわします．再出血で一晩に何回も受診したり，止血がなかなかうまくいかず周囲がどんどん血の海になっていったりなんてことはよく経験します．くり返す鼻出血は患者さんの強い不安を誘発し，quality of lifeを著しく低下させます．慌てず適切な対応を行えるよう解説していきます．

> **症例**
> 　65歳男性．1時間前からの左鼻出血で，圧迫していても止まらないため救急要請．病院到着時，冷感あり．血圧 90/50 mmHg，脈拍数 130回/分．手や服，鼻，口のまわりは血だらけである．心房細動に対してワルファリン内服中である．

1　診察の大きな流れを知ろう

　夜間救急外来でこんな患者さんが来院されると患者さんと一緒に慌ててしまいませんか．まず何からはじめましょうか？ たかが鼻出血，されど鼻出血です．まずは全身の評価をさっと行いましょう．もちろん診察前の感染防御は忘れないようにしてください．
　本症例ではショックバイタルを認めており，出血性ショックが考えられますので，末梢

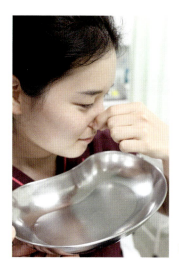

図1 鼻翼圧迫法

ルート確保をして細胞外液を全開投与しましょう.ここで輸血の可能性も考えます〔「緊急！輸血の判断,注意点」(pp.2213〜2221)を参照〕.採血も同時に行い,血算,血液像,肝腎機能,凝固系などをチェックしましょう.

> **ここがポイント**
> まずは全身の評価を.
> ショックを認識したら,末梢ルート確保,細胞外液輸液,採血,輸血の準備を行う.

2 止血しよう

　次に止血処置です."出ているものは止める"が原則ですので,出血部位を圧迫止血しましょう.

　鼻腔は外気を加温,加湿する役割があり,血流がとても豊富です.鼻腔口から1cmほどのところで動静脈が入り混じり,Kiesselbach部位を形成します.この部位は鼻をいじるなどの物理的刺激が多く,鼻出血の9割以上がKiesselbach部位からの出血となります.そこでまずは鼻翼を圧迫止血しましょう(図1).このとき,どちらの鼻から出血しているか意識することが大切です.医療面接でどちらの鼻から出血がはじまったか聞いてみましょう.また,出血が咽喉頭に流れ落ちないように頭位高位下向きの姿勢で,15分ほど圧迫解除せず継続して行いましょう.患者さん本人にやってもらうのがよいと思いますが,苦しかったり,血が鼻や口から出たりすると圧迫止血を一時的に中断してしまうことがしばしばあります.しかし圧迫解除してしまうと止血は0からの再スタートですので患者さんには丁寧に説明しましょう.また,緊張,興奮,不安などで血圧上昇をきたします.**血圧が上昇すると止血が困難になったり再出血しやすくなったりするため,患者さん本人,付添人を落ち着かせることはとても大切です.**

> **ここがポイント**
> 圧迫止血は中断しないように継続して行う．途中で止血できたか確認しない．

3 止血が困難なとき

1) 道具を使う

綿球（14 mm）やガーゼなどを鼻腔に詰めてその上から圧迫します（図2）．希釈アドレナリン液（ボスミン®外用液）（1,000〜5,000倍）と4％リドカイン塩酸塩液（キシロカイン®液）を1：1で混合したものを含浸して使用すると効果的です．鼻腔の奥深くからできるだけ多く詰めて，その上から圧迫します．後に取り忘れがないように挿入個数は絶対に確認しておきましょう．

そのほかにもメロセル，サージセル®コットン，カルトスタット®などさまざまな資材がありますが，各施設によって使える医療資材は異なりますので確認しておきましょう．

止血できたと思って救急外来で綿球やメロセルなどを取り出すと再出血する可能性がありますので，挿入したまま翌日以降に耳鼻科外来で抜去してもらうようにしましょう．

2) 後方出血を考える

鼻出血はほとんどがKiesselbach部位からの出血ですが，後方出血という鼻腔後方からの出血の場合，用手的に圧迫できません．圧迫しても，さまざまな資材を使用しても咽喉

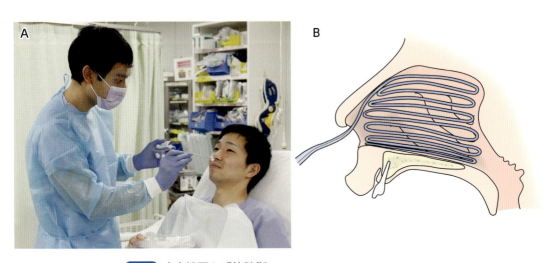

図2　止血処置と感染防御
A) 血液曝露のないようしっかり感染防御を．左は筆頭著者です．
B) 鼻腔の奥深くからガーゼをできるだけ多く詰める．文献1より引用．

頭に血液が流れ落ち続けます．そういう場合は，バルーンカテーテルを使いましょう．14〜16 Fr程度の尿道用バルーンカテーテルを使用します（図3，4）．鼻咽頭まで進めてバルーンを膨らませ，前方に牽引しつつ顔面に固定することによって圧迫止血を期待します．バルーンには蒸留水を10 mL程度注入しましょう．バルーンより遠位のカテーテル先端を切断しておくと咽頭刺激を軽減できます．ラテックス製でなくシリコン製を使用するとラテックスアレルギー患者さんにも使用できます．

3）抗凝固薬のリバースを考える

ワルファリン内服中であればメナテトレノン製剤（ケイツー®N静注）や乾燥濃縮人プロトロンビン複合体（ケイセントラ®静注用）など，拮抗する薬剤を投与すること（リバース）を考えます．ただし，定期内服している原疾患や鼻出血の程度を総合判断してリバースを行うか決めるため，まずは上級医や主治医と相談することが肝要です．

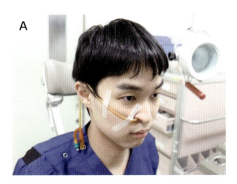
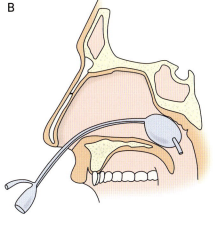

図3 後方出血のバルーン圧迫法
A）当院耳鼻咽喉科 松井宇宙輝医師のご厚意で撮影協力いただきました．バルーンを膨らませるタイミングで咽頭反射を引き起こしやすいのでゆっくりと膨らませましょう（松井医師談）．
B）文献2より引用．

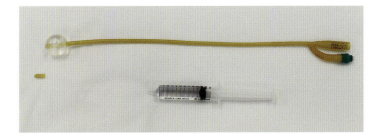

図4 尿道用バルーンカテーテル
先端を切ると咽頭刺激は軽減します．
蒸留水（10 mL程度）をバルーンに入れます．

4) 専門医にコンサルトする

耳鼻科医はバイポーラによる電気凝固止血や硝酸銀等を使用した薬剤凝固止血などの焼灼療法，内視鏡を用いた動脈結紮術などによって止血することがあります．また放射線科医はIVR（interventional radiology：画像下治療）を行い止血することがあります．止血コントロールができない場合は専門医にコンサルトしましょう．各施設によって行える手技や術者が異なりますので確認しておきましょう．施設の状況や鼻出血の程度によっては転院搬送を考慮しましょう．

4 止血中のトラブルに対応しよう

1) 血液誤飲，嘔吐に注意

なかなか止まらない出血では口腔内に血液が垂れ込みどんどん溜まっていきます．飲み込んでしまうと気持ち悪くなり，嘔吐を誘発します．口腔内の血液は飲み込まず，全部吐き出してもらいましょう．ペッペッと吐いてもらうと血液が飛び散るので，ゆっくり吐き出してもらいましょう．それでも口腔内の血液・唾液はどんどん溜まってくるのでどんなに説明しても咳などで血液を飛散する患者さんは多いです．飛散して悲惨な気持ちにならないよう**感染防御をしっかり行いましょう**．

2) 処置中の血圧低下に注意

処置中に血圧低下を認めました．皆さんは何を考えますか？ **まずは見逃したらイケナイ出血性ショックを考えましょう**．点滴ルートを確保，細胞外液投与の速度を速めましょう．次に**血管迷走神経反射（vasovagal reflex：VVR）を考えましょう**．処置中は口腔内の血液で気持ち悪くなりやすく，また頭位高位の姿勢や処置による痛みなど，VVRを起こしやすい状況です．処置中は頻回に「痛くありませんか？ 大丈夫ですか？」という声かけをすることによって幾分かVVRを減らすことができます．もしVVRを起こしたら，一時的に頭位を下げましょう．ただし，上向きであると血液を飲み込んでしまうので頭は横向きか下向きがよいでしょう．

3) 処置中の頻脈に注意

出血性ショックをまず考えないといけません．次に**処置の疼痛刺激による頻脈**を考えます．こちらも頻回の声かけが大切です．痛みが強い場合はリドカイン噴霧剤（キシロカイン®ポンプスプレー）などで局所麻酔を行いましょう．

処置中の頻脈で要注意なのが，希釈アドレナリン液を含侵した綿球（またはガーゼ）挿入によって出血部位からアドレナリン液が吸収され，**薬剤性頻脈**を起こすことです．基本的には経過観察で大丈夫なことが多いですが，心疾患をもつ患者さんなどには注意して使用することが大切です．**間違ってもアドレナリン原液を使用しないようにしましょう**．

5 鼻出血のピットフォールを知ろう

1）薬剤歴は確認する

ワルファリンなどの抗凝固薬や抗血小板薬の確認だけでなく，β遮断薬やカルシウム拮抗薬などの脈拍数を抑える薬剤は要注意です．出血性ショックでも頻脈にならない可能性があります．

2）後方出血を口腔内出血と間違えない

後方出血の場合，鼻腔口からの出血がなく，口腔内からの出血で自覚することがあります．口腔内をしっかり観察しながら，咽頭後壁の血液の垂れ込みを確認しましょう．

3）寝たきりの場合，鼻出血を吐血として受診することがある

超高齢化が進むなか，寝たきりの患者さんを診療することも多々あると思います．口から血を吐いて吐血！と思ったら，実は鼻腔からの血液の垂れ込みが大量に咽頭・口腔内に溜まって一気に吐き出した，ということもあります．誤った経鼻胃管カテーテル挿入などでさらに鼻出血を悪化させないように気をつけましょう．

6 帰しちゃイケナイ鼻出血

まず，出血コントロールがつかない鼻出血は入院です．次に後方出血も再出血の恐れがあるため原則入院です．前方出血でも，ショックをきたした場合，立ちくらみなどの貧血症状を呈する場合は入院が望ましいです．抗血小板薬，抗凝固薬内服中や基礎疾患に出血傾向がある患者さんの場合は状況に応じて経過観察入院がよいでしょう．一晩に鼻出血をくり返して複数回受診された患者さんも今後のトラブルを考慮して経過観察入院を考えてもよいかもしれません．

7 帰宅前の十分な説明が大切

止血できたと思っても30分程度は院内で経過観察し，帰しちゃイケナイ鼻出血ではないことを確認して帰宅にしましょう．鼻いじり，鼻かみ，鼻すすりはしないこと，血圧が上がる行為（飲酒，入浴，激しい運動など）はしないことを説明します．綿球などを挿入したまま帰宅する場合は入口部の綿球以外は取り出したり交換したりしないこと，綿球がポロッと出てしまった場合は個数を数えておくことを伝えましょう．また再出血をきたした場合は焦らず，頭位高位下向きの姿勢で鼻翼をしっかり押さえて20分以上圧迫止血をして，それでも止まらない場合は再度受診してもらうように伝えます．途中で圧迫を中断してはいけないということは再度伝えましょう．

おわりに

　鼻出血は日常診療で本当によく遭遇します．ほとんどの場合が用手的圧迫止血や綿球挿入などで何事もなく止血できますが，たまにオヤッと思う症例に出会うことがあるかと思います．そんなときに再度本稿を読み返してもらい，参考にしていただければ幸いです．

■ 文　献

1) 「Atlas of Pediatric Emergency Medicine Second Edition」(Shah BR, et al, eds), The McGraw-Hill Companies, 2013
2) Diamond L：Managing epistaxis. JAAPA, 27：35-39, 2014
3) 阿部靖弘：鼻出血．「特集 研修医のための当直マニュアル」，JOHNS, 33：323-331, 2017
4) 月舘利治：鼻出血．「特集 みみ・はな・のどの入口部病変」，JOHNS, 33：1693-1697, 2017
5) 南 和彦：鼻出血の診療のポイントは？「特集 鼻の疑問に答える」，JOHNS, 30：1693-1697, 2014
6) 加瀬康弘，中嶋正人：鼻出血止血法，鼻咽腔止血法．「特集 外来処置の秘訣」，JOHNS, 30：321-324, 2014
7) 竹林宏記，他：鼻出血．「特集 止血のひけつ；内因性出血に対する止血法」，救急医学，31：933-937, 2007
8) 上段あずさ：鼻出血 患者さんも自分で大慌て！とならないために．「特集 実践で使えるERのマイナー〈耳鼻咽喉科〉2」, ER magazine, 11：427-432, 2014
9) 「マイナーエマージェンシー 原著第3版」(Buttaravoli P/著，大滝純司/監訳，齊藤裕之/編)，医歯薬出版，2015

Profile

笠原大輔（Daisuke Kasahara）
トヨタ記念病院 救急科
高校時代，水泳合宿中に鼻血が出て1時間以上止まらなかった覚えがあります．止まったかな？と何回もこまめに圧迫止血を中断していました．決して練習をさぼろうと思ったわけではありません．
他科といかにうまく連携するかを常に考え，マイペースで診療しております．ちょっと矛盾しているかな．日々楽しくをモットーに，ぜひ一緒に働きましょう．

西川佳友（Yoshitomo Nishikawa）
トヨタ記念病院 救急科
鼻出血を止めることはできても，筆頭著者の暴走を止めることができません．止血や暴走を一緒に抑えてくれる同志を絶賛募集中です．

特集 出血の診かた　もう救急で慌てない！

【よく診る出血】
喀血

松山 匡

① バイタルサイン〔特にA（気道）・B（呼吸）〕が安定しているかどうかに注意する
② その出血は本当に「喀血」なのかどうかを確かめる
③ 結核は常に疑う
④ 大量喀血では初期対応後，特殊な気道確保や止血戦略を行う

はじめに

　喀血とは，気管・肺胞など気道系からの出血を喀出することです．重症度は痰に血が少量混じる程度から大量喀血で生命を脅かす状態までさまざまです．喀血はバイタルサインのなかでもA（気道）・B（呼吸）の異常をきたす可能性があり，急激に生命を脅かすことがあります．

　重要なことは，どの患者さんが大量喀血をきたしうるかを予測すること（原因検索を含めて）と適切な初期診療を行い，「防ぎえた死」を避けることです．

症例1
　慢性心房細動に対してワルファリン内服中の77歳男性．数時間前から咳嗽時に血を吐いていた．その後，量が急激に増えたため救急要請．来院時，呼吸数36回/分，SpO$_2$ 90％（リザーバー付きマスク15 L/分），血圧164/92 mmHg，脈拍数110回/分，体温36.4℃であった．来院後も出血は継続している．

症例2
　特に既往のない37歳男性．数カ月前からの盗汗あり，数日前から痰に血が混じるため救急受診．来院時，呼吸数12回/分，SpO$_2$ 97％（室内気），血圧123/64 mmHg，脈拍数76回/分，体温37.1℃であった．胸部X線にて右上肺野に空洞性病変あり．

表1　喀血と上部消化管出血の鑑別

	病歴	性状	身体所見	検査
吐血 (上部消化管)	嘔気・嘔吐あり 上腹部痛 食物残渣を伴う	暗赤色，褐色〜黒色 (コーヒー残渣様)	上腹部圧痛 慢性肝疾患所見	pH：酸性 胃管挿入 CT 内視鏡
喀血 (下気道)	咳嗽を伴う	泡沫状 膿性成分を伴う	胸部聴診異常所見	pH：中性〜アルカリ性 CT 気管支鏡

文献1を参考に作成．

1 しっかり原因検索を行う！

1) 喀血なのかどうかを確かめる

バイタルサインが安定している場合，しっかり出血源の検索を行うことが重要です．下気道からの出血（喀血）なのか，上気道からの出血（鼻出血，口腔内，咽頭喉頭出血）なのか，上部消化管出血なのかを見極めることが重要です．

● Step 1：上気道出血を否定しよう

まずは鼻出血，口腔内の出血の病歴や既往・外傷歴などを聴取し，上気道出血の可能性を探りましょう．上気道からの出血は特殊もしくは侵襲的な検査なしに直接観察可能かもしれず，丁寧な病歴聴取と身体所見が重要となります．可視範囲で確認できないが，上気道出血の可能性が否定できない場合は，鼻咽腔ファイバースコープを用いて観察するか，もしくは耳鼻科医へコンサルトを行いましょう．

● Step 2：上部消化管出血を否定しよう

上部消化管出血との鑑別を表1に示します．病歴として咳嗽に伴った出血であること，性状として泡沫状・膿性成分を伴う出血，血液のpHがアルカリ性であることは上部消化管出血らしくないと考えることができます[1, 2]．しかし，実臨床では，病歴や性状が曖昧であることも多く，また意識レベルの悪い（認知症も含む）患者さんの出血源の同定が困難なことが多いです．例えば，上部消化管出血患者が吐血時に誤嚥し，呼吸器症状が全面に出ている場合や上下気道出血を多量に飲んだことにより胃内に多量の液体貯留を認める場合などです．このように出血源の同定が困難な場合は，1つずつ検査を進めていく必要があります．

2) 喀血の原因診断

喀血が強く疑われる場合は次に原因検索を行うことになります．出血源としては肺循環系（肺動脈など）か体循環系（気管支動脈など）が想定されます．肺循環系は肺血流の99％近くを占めていますが，低圧系であり，大量喀血の90％は体循環系からの出血が原因となるといわれています[3]．

表2　喀血の鑑別診断

感染症	肺炎・気管支炎（ともにウイルス・細菌性・真菌性など），肺膿瘍，結核，非定型抗酸菌症など
腫瘍	原発性・転移性肺癌，気管支腺腫など
血管系	心不全，肺塞栓，動静脈奇形など
自己免疫	SLE, Goodpasture病，多発血管炎性肉芽腫症などの血管炎，Behçet病，原発性抗リン脂質抗体症候群，アミロイドーシス，Ehlers-Danlos症候群など
その他	凝固異常（薬剤・DICなど），COPD，気管支拡張症，外傷，異物，特発性，薬剤性，医原性など

SLE：systemic lupus erythematosus（全身性エリテマトーデス）
DIC：disseminated intravascular clotting（播種性血管内凝固）
COPD：chronic obstructive pulmonary disease（慢性閉塞性肺疾患）
文献1, 2を参考に作成.

表3　喀血の原因検索に有用な病歴・所見

病歴・所見	疑われる原因疾患
抗凝固薬使用	凝固異常
咳嗽	気管支拡張症，COPD，異物，肺炎，結核
発熱	気管支炎，肺膿瘍，腫瘍，肺炎，肺塞栓，結核
心疾患（弁膜症など）	心不全
免疫不全	気管支炎，肺膿瘍，肺炎，結核
最近の手術や不動	肺塞栓
喫煙	気管支炎，COPD，腫瘍
外傷後	気道外傷，肺塞栓
体重減少	COPD，腫瘍，結核

文献3より引用.

喀血の原因となる疾患と有用な病歴・所見を表2, 3で示します．原因として最も頻度が高いのは感染症です[1]．医療面接や身体所見が重要であることはいうまでもありません．喫煙歴や外傷歴，内服歴，家族歴など詳細に聴取を行うとともに，胸部所見のみでなく，全身の診察が重要になります．
※別の鑑別診断の考え方として，気管・肺胞といった出血の解剖学的な部位をベースに考えていくこともあります．

3）結核は常に疑う！！

喀血の原因として特に注意が必要なのが結核です．結核はわが国に蔓延する主要な感染症の1つです．毎年新たに約170,000人の患者が発生し，約2,000人が命を落としているとされています．初療で結核患者の対応を誤ると医療従事者や，ほかの患者さんを含めた他者への感染拡大につながるという面でも，救急外来での対応は非常に重要です[4]．

表4 結核を疑う症状・病歴

病歴
結核の既往歴・治療歴
結核菌への曝露
結核流行地への渡航歴
HIV感染
ホームレス,シェルター居住,刑務所
呼吸器症状
3週間以上続く咳嗽
胸痛
血痰,喀痰(肺野から喀出されたと思われる粘調痰)
全身症状
脱力,倦怠感
体重減少
食思不振
発熱,悪寒
盗汗

文献5より引用.

表5 結核が疑われる際の救急外来での対応

感染経路	空気感染
隔離場所	個室(陰圧室)
患者	サージカルマスク・ガーゼマスク
医療者	N95マスク
検体	膿性痰もしくは胃液
検査	塗抹検査(迅速に結果が判明) PCR(数時間で結果が判明) 培養検査(数週間必要)

　結核を疑う病歴および身体所見を表4に示します.長く続く咳嗽,血痰など呼吸器症状だけではなく,食思不振・体重減少・盗汗など全身症状の有無を聴取することが重要です.
　また結核の治療歴がある場合,どのような治療を行ったか・治療は完遂したのかなど丁寧な聴取が重要であり,可能であれば治療を行った医療機関に問い合わせを行いましょう.
　疫学的な情報も頭に入れておくと,役に立つでしょう.結核患者の多くを高齢者が占め,新規登録患者の6割が70歳以上,4割が80歳以上となっており,その罹患率は80歳未満の5倍を超えています[4].
　結核を疑われた患者さんの救急外来での初期対応は表5に示す通りです.結核は空気感染であり,菌体を含んだ空気を出さないために,陰圧室に隔離を行います.検体として良好な喀痰の採取が望ましく,自己喀出が困難な場合は誘発痰もしくは胃液で代用します.結核菌を含んでいる可能性がある検体の取扱いに十分に注意しましょう.検査室へ"結核疑い"と周知を行うことも重要です.検査としては,(早朝の)3連痰を採取し,塗抹・PCR・培養検査を行います.ですので,救急外来で疑った場合は,基本的に隔離を解除することはありません.結核感染を初期で疑わず,入院後に判明した場合は非常に手間を要するため,リスクをしっかり頭に入れて診療を行いましょう.

2 喀血への対応

重症度に応じた対応を説明します．

1）軽症例

痰に血が混じる程度の軽症例では，ほとんどが自然止血するため，外来フォローが可能です．例えば肺癌が原因であれば，後日呼吸器外来へ紹介といった感じで，フォロープランは疑われる疾患に応じて調整しましょう．

2）重症例（大量喀血）への対応

❶ 初期対応を頭に入れよう！（表6）

大量喀血の定義として決まったものはありません．やはりまずはシンプルに患者さんのバイタルサインや呼吸様式に注目しましょう．これらが不安定な場合は，人を多く集め，A（気道），B（呼吸），C（循環）の安定をめざすことはほかの緊急疾患と同様です．大量喀血では特に，感染予防策を十分に施すことが重要です．また患者さんの体位を患側が下になるよう側臥位にすることで，健側肺が守られます．詳細は他稿に譲りますが，抗凝固薬内服中であればリバースを考慮しましょう〔「抗血小板薬・抗凝固薬を内服している人の出血」（pp.2207〜2212）を参照〕．

❷ 特殊な気道確保を知ろう！

酸素投与や体位変換だけでは呼吸状態が安定しない場合は気管挿管の適応となります．出血が継続しているときは通常の気管挿管では呼吸状態が安定しません．図に示すように，「健側への片肺挿管」を行ったり，ダブルルーメンの気管チューブを用いた気道確保や通常の気管挿管後にフォガティカテーテルなどを用いて，患側肺からの出血の健側への流入を防ぐことが重要です．

❸ 止血戦略（表7）

上記初期対応後は止血を行うことになります．くり返しになりますが，抗凝固薬内服中や凝固異常があれば，リバースや新鮮凍結血漿製剤の投与を考慮します．施設によってアクセスが異なりますが，ここから先は専門医と相談しながら行うことになると思います．止血方法としてはバルーンタンポナーデによる圧迫や冷生食による洗浄，血管収縮薬散布，焼却など気管支鏡を用いて行う場合と，責任血管の塞栓などを行って止血を試みる血管造影法のどちらかを最初に行うことが多いでしょう．どうしても止血困難な際には手術を選択することになります．

表6　大量喀血時の初期対応

人を集める
感染予防策を自身とチームに！
ABCの安定をはかる（気道確保，酸素投与，体位変換，静脈路確保）
凝固異常をきたす薬剤投与中であればリバースを！

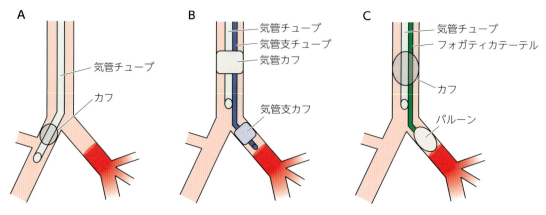

図　大量喀血時の気道確保
A）健側への片肺挿管
B）ダブルルーメンの気管チューブによる気道確保
C）フォガティカテーテルによる出血の健側流入防止

表7　止血方法の種類

選択肢	止血方法
気管支鏡	バルーンタンポナーデ 冷生食洗浄 血管収縮薬散布（エピネフリン，バソプレシンなど） 焼却
血管造影	責任血管の塞栓など
手術	肺葉切除など

文献6を参考に作成．

おわりに

　喀血は重症度がさまざまで，少量喀血を呈する患者さんは比較的遭遇しますが，大量喀血は稀だと思います．大量喀血時にはバイタルサインのA（気道）・B（呼吸）に異常をきたすため，短時間で生命を脅かします．喀血に特徴的な対処法を頭に入れて，適切に初期対応を行いましょう！

■ 引用文献

下記をしっかり読んでもらえば，十分な知識が身につくと思います．

1) Earwood JS & Thompson TD：Hemoptysis：evaluation and management. Am Fam Physician, 91：243-249, 2015
2) Weinberger SE：Etiology and evaluation of hemoptysis in adults. UpToDate, 2018
3) 「Tintinalli's Emergency Medicine Manual Eighth Edition」(Cydulka RK, et al, eds), McGraw-Hill Education, 2017
4) 厚生労働省 結核（BCGワクチン）：
https://www.mhlw.go.jp/index.html
5) Herchllne TE, et al：Tuberculosis (TB) Clinical Presentation. 2017
https://emedicine.medscape.com/article/230802-clinical
6) Ingbar DH, et al：Massive hemoptysis：Initial management. UpToDate, 2017

Profile

松山　匡（Tasuku Matsuyama）

京都府立医科大学 救急医療学教室
2009年に大学卒業，初期研修後からは一貫して救急のトレーニングをしています．最近は臨床研究を通して，救急医療体制の改善をめざし日々研鑽を積んでいます．活躍の場が多彩な救急医療を一緒に盛り上げませんか？ 楽しいですよ！

Book Information

よくわかる輸血学　第3版
必ず知っておきたい輸血の基礎知識と検査・治療のポイント

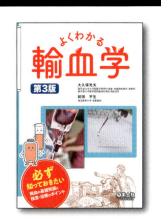

著／大久保光夫，前田平生
□ 定価（本体 4,200円＋税）　□ B5判　□ 207頁　□ ISBN978-4-7581-1832-3

● 安全な輸血のために必須の基礎知識を，コンパクトにわかりやすくまとめました．
● 学生実習や各種認定試験対策にも最適！

大好評の輸血の定番入門書，改訂第3版！

発行 羊土社

特集　出血の診かた　もう救急で慌てない！

【よく診る出血】
吐血
初期対応…どう行動？　緊急内視鏡検査…必要？　不要？
今すぐ使える診療法

松川展康

① まずA（airway：気道），B（breathing：呼吸），C（circulation：循環）＋バイタルサインを評価する
② 吐血のmimics（吐血と誤診される病態）に注意する
③ 緊急内視鏡検査の適応を知る

はじめに

　吐血の鑑別疾患をあげることができる方は多いと思います．しかし，本当に純粋な吐血なのかを見極めることができなければ，鑑別を誤り，不要な検査を行うばかりか，対応が遅れて患者さんの不利益につながる恐れがあります．そして，明らかに目の前で新鮮血を吐いている症例ならまだしも，そうでない症例に対しても，自信を持って緊急内視鏡検査の適応ありと判断ができるでしょうか．本稿では，吐血疑いの患者さんだけでなく，吐血はしていないが上部消化管出血が疑われる患者さんに対しても，どのように考え，診療を進めていくべきなのかを意識して解説します．

1　上部消化管出血を疑うときの初期対応

　A（airway：気道），B（breathing：呼吸），C（circulation：循環）＋バイタルサインを確認します．

1）吐血による気道閉塞の有無

会話可能でも，口腔内で血液貯留によるゴボゴボ音が聞こえるようならば，窒息の恐れがあるので，すみやかに吸引対処をします．吸引し続けても血液が溢れてきて，酸素化を保てないようなら，気道確保のための挿管を考慮します．

2）吐血の誤嚥による酸素化低下の有無

血液の肺胞内吸引による酸素化低下，あるいは吐血から時間経過後に誤嚥性肺炎を起こしている可能性もあります．胸部聴診をしつつ，呼吸数とSpO_2を評価します．頻呼吸で酸素化不良があれば，酸素投与もしくは酸素量を増量します．

3）ショックの確認

橈骨動脈を触れ，頻脈がないか，冷汗湿潤などのショック徴候がないかを評価しながら，血圧と脈拍数を確認します．ショックがあれば，20G以上の太い留置針で2ルートの静脈路確保をしつつ，迅速に上級医をコールします．血圧が十分に高くてもプレショックの可能性があるためショック指数（脈拍数/収縮期血圧）≧1.0なら，ショックとみなした対応が望ましいです．

4）体位ごとのバイタルサインの評価

仰臥位でバイタルサインが正常である場合，坐位や立位でのバイタルサインの評価もお勧めします．吐血の病歴が明らかでない場合も，表1の項目に該当するときは，急性出血を起こしている可能性があります[1]．転倒のリスクがありそうな状態の患者さんなら，坐位での評価までに留めた方が無難です．

表1　急性出血による循環血液量減少を示唆する所見

頻脈（仰臥位で脈拍数＞100回/分）
低血圧（仰臥位で収縮期血圧＜95 mmHg）
坐位，立位での30回/分以上の脈拍数上昇や強いめまい感

文献1より引用．

2 吐血と誤診される病態（mimics）の除外と，その原因検索

吐血の患者さんを診たとき，それが「純粋な」吐血か否かを評価することが大切です．ここでいう純粋な吐血とは，上部消化管からの出血で，頻回の嘔吐後ではなく「初回から吐血」をしたという病態をさします．純粋な吐血と誤診されやすい病態として，表2のような病態があがります．

吐血といっても，鼻出血や口腔内出血を起こした後であれば，垂れ込んだ血液を吐き出しているだけの可能性もあり，鼻腔や口腔内の診察が重要となります．また，頻回嘔吐後

表2 「純粋な」吐血と誤診される病態

鼻出血や口腔内出血の垂れ込み後の吐血
頻回嘔吐後の吐血
喀血

に吐血をきたしたという病歴であれば，Mallory-Weiss症候群を疑いますが，その場合はなぜ，頻回嘔吐をしはじめたのかという原因検索をする必要があります．ほかに，咳と一緒に血を吐いているのであれば，喀血の鑑別となるため，診療方針が変わる可能性があり，注意が必要です〔「喀血」（pp.2171〜2177）を参照〕．

3 出血部位の推定

1）経鼻胃管を挿入して確認

吐血を認めなくても，心窩部痛・起立性低血圧・頻脈などの身体所見や既往歴（消化性潰瘍，悪性腫瘍，肝疾患，大動脈瘤・大動脈解離・大動脈疾患術後*），内服歴（NSAIDs，抗血小板薬，抗凝固薬）から上部消化管出血を疑う場合，経鼻胃管（以下，NGチューブ）を挿入して胃内容物を確認することが有効です．詳しくは後述しますが，血液（新鮮血やコーヒー残渣様液体）が引けなかったとしても，上部消化管出血の否定はできないので，注意してください．

＊大動脈疾患の既往がある場合，稀ですが大動脈腸管瘻のリスクがあります．

2）黒色便の有無

黒色便は，上部消化管出血を示唆する所見として，特異度98％と高いため，直腸診などで便の性状を確認することは有用です[2]．

3）吐血のpHの確認

吐血か喀血か，はっきりしない場合は，吐物のpHを調べることが有用です．吐血なら胃酸混入を反映して酸性に．喀血なら血液本来の中性〜アルカリ性となります．

4）肝硬変の有無

肝硬変があると，上部消化管出血の約50％が胃食道静脈瘤からの出血となるため，肝硬変の既往や所見の有無を調べることは大切です．

4 検査

1) 血液検査（血算，生化学）

血液検査では，貧血の評価以外にBUNの値で上部消化管出血の可能性を考慮することができます．しかし，急性の出血では，循環動態に影響を与えていても，数値上はHb値の低下を認めないことがあります．このような場合は，輸液や間質液の血管内移行で希釈されると，Hb値が低下します．

2) 凝固能検査

極少量の吐血のエピソードのみであれば，凝固能までチェックするかどうかは悩ましいかもしれません．しかし，診療時にも吐血をくり返している場合，大量吐血や黒色便のエピソードがある場合，抗凝固薬の内服歴，悪性腫瘍など凝固異常疾患が既往にある場合などは，病態や予後のリスク評価のため必ずチェックをしてください．例えば，ワルファリンの内服をしていてPT-INR（prothrombin time-international normalized ratio：プロトロンビン時間国際標準比）が延長している方が上記病態ならば，メナテトレノン製剤（ケイツー®）で拮抗させる（リバース）という治療の考慮もできます．

3) 血液型検査

輸血を考慮する場合は，クロスマッチ用の採血も行います．

4) 腹部超音波検査

肝硬変を疑わせる肝萎縮や脾腫大の有無を調べます．

5) 腹部〜骨盤CT検査

施設によりますが，消化管出血に対してのルーチンなCT検査は，必須ではないと考えます．しかし，腹膜刺激徴候があるときのfree airの検出や悪性腫瘍，血管病変を疑う場合は，CTの適応について上級医と相談してください．

5 緊急内視鏡検査の適応

施設により緊急内視鏡の適応が異なることもあり，その判断に迷うことはあります．ただ，上部消化管出血によるABC＋バイタルサインの異常（収縮期血圧＜95 mmHg，脈拍数＞100回/分，起立でバイタルサインの変化が生じるなど）[1]があれば，緊急内視鏡検査が推奨されます．この点については，皆さん，理解しやすいと思います．

では，緊急内視鏡検査をするべきか迷う「微妙な」症例については，どのようにアプローチをすればよいのでしょうか．一般的に，上部消化管出血の重症度などのリスクはリスクスコア（Blatchford score）による評価，NGチューブを挿入して評価する方法があります．

表3 Blatchford score

		来院時評価	点数
収縮期血圧（mmHg）		100〜109	1
		90〜99	2
		＜90	3
BUN（mg/dL）		≧18.2, ＜22.4	2
		≧22.4, ＜28.0	3
		≧28.0, ＜70	4
		≧70	6
Hb値（g/dL）	男性	≧12.0, ＜13.0	1
		≧10.0, ＜12.0	3
		＜10.0	6
	女性	≧10.0, ＜12.0	1
		＜10.0	6
その他		脈拍数＞100回/分	1
		黒色便	1
		失神	2
		肝不全	2
		心不全	2

文献3より引用.

表4 Blatchford scoreにより上部消化管出血に対して緊急内視鏡検査が必要となる感度，特異度

Blatchford score	感度，%	特異度，%	LR＋	LR－
0点	99.6（99.0〜100.0）	15（5〜25）	1.2（1.0〜1.3）	0.02（0〜0.05）
2点以下	98（92〜99）	27（11〜53）	1.4（1.1〜1.8）	0.08（0.01〜0.41）

LR：likelihood ratio（尤度比）
文献2より引用.

1）Blatchford score

　Blatchford scoreでは，来院時のバイタルサイン，BUNの値などで点数をつけ，緊急内視鏡検査による処置の必要性を評価することができます（**表3**)[3]．Blatchford scoreにより緊急内視鏡検査が必要となる感度と特異度の一覧も示します（**表4**)[2]．

　Blatchford scoreが0点の上部消化管出血であれば，入院管理の必要性はなく，外来フォローアップや待機的内視鏡検査としても，予後はよいとされています[4]．

2）NGチューブ挿入による評価

　前述でも触れましたが，NGチューブから血液が引けなくても，上部消化管出血を否定することはできず，緊急内視鏡検査を要する場合もあります．たとえ，透明または胆汁様の液体がNGチューブから引けたとしても，内視鏡で確認すると，約15％で出血病変や露

出血管があったという報告もあります[5]．しかし，NGチューブから新鮮血やコーヒー残渣様液体が引けたとき，緊急内視鏡検査を必要とする感度と特異度は，81％，55％とされています[2]．

以上をふまえてまとめると，緊急内視鏡検査を目的に消化器内科医を呼ぶべきかを迷う「微妙な」症例に遭遇したら（特に時間外や夜間にお困りと思います），Blatchford scoreとNGチューブの挿入での評価をお勧めします．Blatchford scoreが2点以下で，NGチューブから新鮮血やコーヒー残渣様液体が引けなければ，重症の上部消化管出血の可能性は低いため，緊急ではなく，後日（24時間以内）の待機的内視鏡検査でよいと判断されます．Blatchford scoreが3点以上もしくは，NGチューブから新鮮血，コーヒー残渣様液体が引けたときは，緊急内視鏡検査の適応について消化器内科医に相談した方が無難と思われます．

6 上部消化管出血の薬物治療

上部消化管出血の治療は，原則，なるべく早期の内視鏡的治療ですが，内視鏡検査をすぐに行うことができない場合や，待機的内視鏡検査となった場合に下記の薬物治療が考慮されます．

1） プロトンポンプ阻害薬：オメプラゾール（オメプラール®）

H₂受容体拮抗薬よりも，プロトンポンプ阻害薬の方が胃酸抑制効果が高いといわれており，オメプラゾールの高用量投与（1回40 mgを1日2回投与）は，胃潰瘍におけるさらなる出血や外科的治療の必要性を減少させるという報告があります[6]．ほかのレジメンとしては，オメプラゾール1回80 mgをボーラス投与してから，8 mg/時で持続投与をする方法もあります[7]．

2） トラネキサム酸（トランサミン®）

過去にトラネキサム酸は，再出血や死亡率を減少させるという報告がありました．しかし，その元となったデータで，サンプルサイズが不十分であったり，セレクションバイアスが働いていたりなどで，その効果は現状，不確かとされています．それをふまえたうえで，上部消化管出血に対するトラネキサム酸の効果を評価するため，無作為化試験が現在進行中です[8]．

3） オクトレオチド（サンドスタチン®）

持続性ソマトスタチンアナログであるオクトレオチドは，血管収縮の作用で，食道静脈瘤からの出血を減少させるとされています．オクトレオチド50 μgをボーラス投与してから，25〜50 μg/時で持続投与する方法などがあげられますが，死亡率を改善させたという明らかなデータはなく[9]，日本では保険適用外でもあります．

おわりに

　吐血では消化器内科医に相談するべきか否かという「微妙な」症例の存在が，皆さんの悩みどころとして多いのではないかと思います．そのような悩みを本稿で少しでも解決できたでしょうか．決してしてはならないのは，「このようなことで専門の先生に相談するのは気が引けるし，怒られるかもしれない．まあ多分大丈夫だろう」と，患者さんを無理に帰すことです．患者さんに不利益を被らせないよう，迷うくらいなら専門の先生に相談をという気持ちをもっていてほしいと思います．

■ 引用文献

1) McGee S, et al：The rational clinical examination. Is this patient hypovolemic? JAMA, 281：1022-1029, 1999
2) Srygley FD, et al：Does this patient have a severe upper gastrointestinal bleed? JAMA, 307：1072-1079, 2012
3) Blatchford O, et al：A risk score to predict need for treatment for upper-gastrointestinal haemorrhage. Lancet, 356：1318-1321, 2000
4) Stanley AJ, et al：Outpatient management of patients with low-risk upper-gastrointestinal haemorrhage：multicentre validation and prospective evaluation. Lancet, 373：42-47, 2009
5) Aljebreen AM, et al：Nasogastric aspirate predicts high-risk endoscopic lesions in patients with acute upper-GI bleeding. Gastrointest Endosc, 59：172-178, 2004
6) Saltzman JR & Zawacki JK：Therapy for bleeding peptic ulcers. N Engl J Med, 336：1091-1093, 1997
7) Lau JY, et al：Omeprazole before endoscopy in patients with gastrointestinal bleeding. N Engl J Med, 356：1631-1640, 2007
8) Roberts I, et al：HALT-IT-tranexamic acid for the treatment of gastrointestinal bleeding：study protocol for a randomised controlled trial. Trials, 15：450, 2014
9) Gotzsche PC & Hróbjartsson A：Somatostatin analogues for acute oesophageal varices. Cochrane Database Syst Rev, CD000193, 2008

■ 参考文献・もっと学びたい人のために

1) Chawla S, et al：Platelet count/spleen diameter ratio to predict the presence of esophageal varices in patients with cirrhosis：a systematic review. Eur J Gastroenterol Hepatol, 24：431-436, 2012
　↑血小板数と脾臓縦径の組み合わせで，食道静脈瘤の有無を予測できるという興味深い報告です．血小板数（/μL）/脾臓縦径（mm）＜909で，感度89％，特異度74％とされています．

Profile

松川展康（Nobuyasu Matsukawa）

名古屋掖済会病院 救急科
救急科専門医
医師である以上，あらゆる科の疾患の診療ができるようになりたいという青臭い初心を忘れず，日々研鑽中です．分かりやすいスライドづくりが趣味となりつつある，今日この頃．自分は「このように教わりたかった」を信条に，研修医教育にも力を入れています．ご興味がありましたら，ぜひ一度，名古屋掖済会病院・救命救急センターのFacebookをご覧ください．普段，どのような教育やイベントをしているのか，その一端がわかります．

特集 出血の診かた もう救急で慌てない！

【よく診る出血】
下血

島　惇

---

① 循環動態が不安定な血便では，まず上部消化管出血を除外しよう
② 上下部消化管内視鏡検査で出血源が明らかでない場合は小腸出血を考えよう
③ NSAIDsは上部消化管出血だけではなく，下部消化管出血の原因としても重要！

はじめに

　下血とは黒色便や血便・鮮血便などに代表される肛門からの血液の排泄であり，吐血の原因が上部消化管出血である一方，下血は全消化管からの出血が原因となります〔上部消化管出血に関しては，「吐血」の項目（pp.2178〜2184）を参照いただき，ここでは下部消化管出血を中心に解説します〕．

　下部消化管出血はTreitz靱帯よりも肛門側からの出血と定義され[1]，消化管出血全体の約30〜40％を占めます[2]．下部消化管出血は典型的には血便となりますが，約17％で黒色便にもなり[3]，逆に活動性の高い上部消化管出血では消化管での血液の滞留時間が短く，血便を呈することもある[1]ため，便の色のみで出血部位の断定はできません．本稿では，症例を通して下部消化管出血の原因やそのアプローチについて学んでいきましょう．

症例

　80歳代男性．介護する妻がオムツ内に少量の鮮血便を見つけたため，介護タクシーで救急外来を受診した．来院時は症状・出血はなく，仰臥位で血圧112/67 mmHg，脈拍84回/分．腹部圧痛はなく，採血でHb 12.4 mg/dLと貧血の進行はない．腹部単純CTでは大腸憩室が多発している．

指導医　「診断とマネジメントはどうしますか？」
初期研修医　「憩室出血だと思います．バイタルサインも採血も問題なく，活動性出血もなさそう

なので，明日の消化器内科の外来受診でどうでしょうか？」
指導医　「直腸診・肛門鏡と Schellong 試験はしましたか？」
初期研修医「…」

　その後，Schellong 試験で血圧 85/42 mmHg，脈拍 102 回 / 分と血圧低下を認め，患者は前失神となった．直腸診では鮮血便を認め，肛門鏡では異常を認めなかった．急速補液を開始したが血圧は改善せず，上部消化管出血の検索のため上部消化管内視鏡検査を施行し，明らかな出血源は認めなかった．
　引き続き施行した緊急下部消化管内視鏡検査で大腸憩室からの活動性出血を認め，内視鏡的止血後に入院となった．

1　下部消化管出血の原因

　下部消化管出血の原因は大腸憩室出血が最多であり，虚血性腸炎，痔核がそれに次ぎます[1]（表1）．それぞれの疾患の鑑別診断のポイントを示します[4, 5]（表2）．ここでは，遭遇する頻度の高い憩室出血，痔核，虚血性腸炎，急性出血性直腸潰瘍，小腸出血について解説します．特に出血性ショックをきたす下部消化管出血として，救急外来では憩室出血，寝たきりの入院患者では急性出血性直腸潰瘍を記憶しておきましょう．

表1　成人における下部消化管出血の原因

原因	割合（％）
憩室出血	30〜65
虚血性腸炎	5〜20
痔核	5〜20
大腸ポリープ / 大腸癌	2〜15
angioectasia※	5〜10
ポリペクトミー後	2〜7
炎症性腸疾患	3〜5
感染性腸炎	2〜5
宿便性潰瘍	0〜5
結腸直腸静脈瘤	0〜3
放射線腸炎	0〜2
NSAIDs	0〜2
Dieulafoy's 潰瘍	稀

※粘膜下の血管奇形であり，angiodysplasia と同義．
文献1より引用．

1）大腸憩室出血

　急性発症で無痛性の血便を呈することが多いですが，右側結腸からの緩徐な出血では黒色便ともなりえます[6]．

表2　下部消化管出血の鑑別ポイント

疾患	症状・キーワード
憩室出血	急性発症，腹痛を伴わない下血
angioectasia	慢性・再発性で腹痛を伴わない下血．鉄欠乏性貧血
虚血性腸炎	心血管系リスクの高い患者の急性の下腹部痛に続く血性下痢
感染性腸炎	感染リスクの高い食事（生肉・生卵など），海外渡航歴，男性間性交渉者（赤痢アメーバ症），抗菌薬へ曝露後の発熱・血性下痢
炎症性腸疾患	再発性の腹痛，体重減少を伴う血性下痢．貧血
大腸癌	慢性・緩徐進行性の出血．排便習慣の変化，鉄欠乏性貧血
ポリペクトミー，生検後	処置後30日以内の出血．自然止血
痔核	肛門の瘙痒感，腸管蠕動に伴う出血（通常無痛性だが，血栓性外痔核になると有痛性）
放射線腸炎	放射線照射後（数カ月〜数年で発症）

文献4，5を参考に作成．

　憩室炎と憩室出血の合併は稀であるため，腹痛があれば憩室出血は否定的です．本邦におけるコホート研究では，憩室保有者の累積出血率は，約0.2％/年，約2％/5年，約10％/10年[7]と報告されています．憩室出血は保存的治療により70〜80％で自然止血する[6]ため，循環動態が安定し止血が得られていれば緊急の下部消化管内視鏡検査は不要です．再出血率は22〜38％[6]であり，再発予防のため出血のリスクとなるNSAIDs（non-steroidal anti-inflammatory drugs：非ステロイド系抗炎症薬）の使用があれば中止が推奨されます[8]．

2）痔核

　症状として血便（約60％），瘙痒感（約55％），肛門周囲の違和感（約20％），下着の汚れ（約10％）があります[9]．肛門鏡は直腸肛門疾患の99％以上を同定できるため，痔核を疑った患者全例で施行すべき[10]です．

3）虚血性腸炎

　中年〜高齢者（50〜70歳代）に多く，急性の腹痛で発症し，24時間以内に血便を認めるのが典型的[11]ですが，腹痛を伴わず下痢や血便のみを呈する患者もいます[12]．発症部位は左側結腸に多く，右側結腸に限局した発生は26％と報告されていますが，右側結腸はその他の発症部位と比較し死亡率や手術率が高いとされています[13]．また，直腸病変は左側結腸に連続した形で10％に認められますが，直腸単独での発症はない[14]ということが重要です．

　腹部エコー，腹部CTはともに感度の高い検査ですが，腸管の壁肥厚や周囲の脂肪織濃度の上昇は，炎症性腸疾患や感染性腸炎でも認めるため非特異的な所見です．よって，それらとの鑑別には，病歴や便培養，画像検査での好発部位の観察が重要です．加えて虚血

表3　小腸出血の原因

common	40歳未満	炎症性腸疾患，Dieulafoy's潰瘍，腫瘍，Meckel憩室，ポリポーシス
	40歳以上	angioectasia，Dieulafoy's潰瘍，腫瘍，NSAIDs潰瘍
rare		Schönlein-Henoch紫斑病，小腸静脈瘤，門脈圧亢進性腸症，アミロイドーシス，Osler-Weber-Rendu病，大動脈腸管瘻など

文献18より引用．

性腸炎で認められるカラードプラーでの腸管壁の血流低下は炎症性腸疾患との鑑別に有用です[14]．診断確定のゴールドスタンダードは下部消化管内視鏡検査ですが，大腸の拡張による虚血や穿孔のリスクがあるため，その適応と時期は消化器内科医と相談しましょう．

虚血性腸炎は多くの症例で保存的治療が可能ですが発熱や腹部所見，アシドーシスの進行は密にモニタリングし，24〜48時間以内に改善がない場合は画像検査などの再評価を行います[12]．

4）急性出血性直腸潰瘍

急性出血性直腸潰瘍は，突然発症し無痛性に直腸からの大量出血をきたすもので，寝たきりの重症な高齢患者に多くみられます[15]．大量出血をきたす下部消化管出血の2.8％を占め[15]，ときに致命的となります．治療として内視鏡的クリッピングや経肛門的結紮術などがあります[16]．

5）小腸出血

消化管出血のなかで上下部消化管内視鏡検査で出血源が明らかでない場合は，小腸出血を疑います．小腸出血はTreitz靱帯から回盲部までの出血と定義され，消化管出血における頻度は約5％[17]です．原因として表3の疾患があげられ，なかでもangioectasiaが最多で20〜30％を占めます[17, 18]．

2　下部消化管出血へのアプローチ

下部消化管出血を疑った際のアプローチの一例を示します（図）．

上部消化管出血と同様にまずは原因検索と並行してバイタルサインの安定化が最優先です．上部消化管出血の死亡率が10〜14％である[19]一方，下部消化管出血の自然止血は80〜85％[20]，死亡率は2.5％[21]であり緊急度は低いことが多いです．しかし本症例のように一見軽症そうな患者でも，Schellong試験（起立性低血圧：立位3分以内の収縮期血圧20 mmHg以上もしくは拡張期血圧10 mmHg以上の低下，と定義）で著明な血圧低下をきたす消化管出血の例もあり油断は禁物です．下血量やヘモグロビンの値（急性出血ではヘモグロビンは低下しない）に騙されず，ふらつき，立ちくらみなどの症状に加え，冷

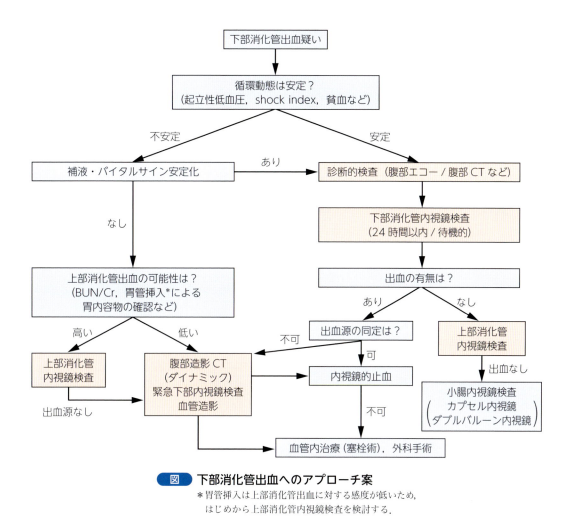

図 下部消化管出血へのアプローチ案
＊胃管挿入は上部消化管出血に対する感度が低いため，
　はじめから上部消化管内視鏡検査を検討する．

汗触知やSchellong試験により循環血漿量の低下を見逃さないことが重要です．

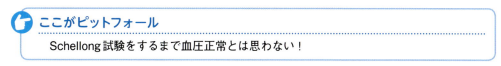

Schellong試験をするまで血圧正常とは思わない！

　Schellong試験は可能であれば坐位ではなく立位で行い，不可能な場合でも端坐位で下肢を下ろした状態で行いましょう．なお，立位にさせる場合には転倒の可能性について事前に説明し，転倒しても支えられる体制で行います．

　また消化管出血のリスクとなる薬剤，特にNSAIDs，抗血小板薬，抗凝固薬の使用歴の確認は必須です[1]．診察では，一般的な身体診察に加えて直腸診を行い，直腸・肛門疾患を疑えば肛門鏡も必須です．注意点として，前述したように活動性の高い上部消化管出血では血便を呈することがあるため，循環動態が不安定な症例では下部消化管内視鏡検査に先行して，胃管の挿入による胃内容物の確認や上部消化管内視鏡検査を考慮するべき[1,8]です．

なお，胃管挿入・胃洗浄は上部消化管出血に対する感度が低いため，上部消化管出血の否定には有用性が低く結局マネジメントを変えない[23]という指摘もあります．よって可能なら胃管挿入はせず，はじめから上部消化管内視鏡検査を施行することも検討します．

> **ここがポイント**
> 血圧が不安定な血便ではまずは上部消化管出血を否定する！

一方，下部消化管内視鏡検査は，出血源の同定と治療介入のため，急性の下部消化管出血をきたした患者ほぼ全例に初期検査として施行すべきとされています[8]．しかし全例を緊急で施行する必要はなく，米国消化器病学会のガイドラインでは循環動態が安定してから24時間以内に十分な前処置の後に施行することが推奨されています[8]．なお，来院時からバイタルサインが安定しており，予後不良のリスク〔年齢＞60歳，腎障害（Cr＞1.7 mg/dL），アスピリン使用など〕が低く，持続性の出血の徴候がない症例では24時間以降，すなわち入院中や外来での検査を考慮します[8]．また，表1以外の稀な消化管出血の原因として膵管出血，胆道出血，大動脈腸管瘻などがあるため，出血源の同定ができない場合はこれらの疾患も考慮し，造影CT（ダイナミック）も撮影します．

3 再発予防

抗血小板薬，抗凝固薬の内服があれば入院後にその中止と再開・継続の必要性を再考し，NSAIDs内服があれば可能なら中止しましょう．特にNSAIDsは上部消化管出血だけではなく，憩室出血や小腸出血といった下部消化管出血の原因ともなる[22]ことは重要ですが盲点となりやすいため安易に再開しないように注意しましょう．

> **ここがポイント**
> NSAIDs使用者の下血では"上"も"下"も考える！

おわりに

下部消化管出血は，ERや病棟でも遭遇する機会が多いため，上部消化管出血と併せて，その原因とマネジメントについてはよく理解しておく必要があります．

■ 引用文献

1) Gralnek IM, et al：Acute Lower Gastrointestinal Bleeding. N Engl J Med, 376：1054-1063, 2017
2) Peery AF, et al：Burden of gastrointestinal, liver, and pancreatic diseases in the United States. Gastroenterology, 149：1731-1741, 2015
3) Richter JM, et al：Effectiveness of current technology in the diagnosis and management of lower gastrointestinal hemorrhage. Gastrointest Endosc, 41：93-98, 1995

4）Wilkins T, et al：Diverticular bleeding. Am Fam Physician, 80：977-983, 2009

5）Zuccaro G Jr：Management of the adult patient with acute lower gastrointestinal bleeding. American College of Gastroenterology. Practice Parameters Committee. Am J Gastroenterol, 93：1202-1208, 1998

6）Stallman N & Raskin JB：Diverticular disease of the colon. Lancet, 363：631-639, 2004

7）Niikura R, et al：Natural history of bleeding risk in colonic diverticulosis patients：a long-term colonoscopy-based cohort study. Aliment Pharmacol Ther, 41：888-894, 2015

8）Strate LL & Gralnek IM：ACG clinical guideline：management of patients with acute lower gastrointestinal bleeding. Am J Gastroenterol, 111：459-474, 2016

9）Jacobs D：Clinical practice. Hemorrhoids. N Engl J Med, 371：944-951, 2014

10）Kelly SM, et al：A prospective comparison of anoscopy and fiberendoscopy in detecting anal lesions. J Clin Gastroenterol, 8：658-660, 1986

11）FitzGerald JF & Hernandez Iii LO：Ischemic colitis. Clin Colon Rectal Surg, 28：93-98, 2015

12）Washington C & Carmichael JC：Management of ischemic colitis. Clin Colon Rectal Surg, 25：228-235, 2012

13）Sotiriadis J, et al：Ischemic colitis has a worse prognosis when isolated to the right side of the colon. Am J Gastroenterol, 102：2247-2252, 2007

14）Ripollés T, et al：Sonographic findings in ischemic colitis in 58 patients. AJR Am J Roentgenol, 184：777-785, 2005

15）Tsung CA, et al：Acute hemorrhagic rectal ulcer syndrome：a new clinical entity? Report of 19 cases and review of the literature. Dis Colon Rectum, 47：895-903, 2004

16）Motomura Y, et al：Clinical and endoscopic characteristics of acute haemorrhagic rectal ulcer, and endoscopic haemostatic treatment：a retrospective study of 95 patients. Colorectal Dis, 12：e320-325, 2010

17）Gurudu SR, et al：The role of endoscopy in the management of suspected small-bowel bleeding. Gastrointest Endosc, 85：22-31, 2017

18）Gerson LB, et al：ACG Clinical Guideline：Diagnosis and Management of Small Bowel Bleeding. Am J Gastroenterol, 110：1265-1287, 2015

19）Braun AN, et al：International consensus recommendations on the management of patients with non variceal upper gastrointestinal bleeding. Ann Intern Med, 152：101-113, 2010

20）Farrell JJ & Friedman LS：Review article：the management of lower gastrointestinal bleeding. Aliment Pharmacol Ther, 21：1281-1298, 2005

21）Niikura R, et al：Factors affecting in-hospital mortality in patients with lower gastrointestinal tract bleeding：a retrospective study using a national database in Japan. J Gastroenterol, 50：533-540, 2015

22）Shin SJ, et al：Non-steroidal anti-inflammatory drug-induced enteropathy. Intest Res, 15：446-455, 2017

23）Palamidessi N, et al：Nasogastric aspiration and lavage in emergency department patients with hematochezia or melena without hematemesis. Acad Emerg Med, 17：126-132, 2010

Profile

島　惇（Atsushi Shima）

名古屋掖済会病院 救急科 /
洛和会 丸太町病院 救急・総合診療科（非常勤）
今年の夏は地元秋田の金足農業の活躍で盛り上がりました．個人的には最高で 10 km 程度しか走ったことがありませんが，勢いで京都マラソンに応募しました．現在は当選しないことを日々祈り生活しております．

特集 出血の診かた もう救急で慌てない！

【よく診る出血】
外傷性出血

萩原康友

① 防ぎえた外傷死を回避せよ
② いち早くショックを認識せよ
③ 外傷性ショックの原因のほとんどは出血性ショック
④ 外傷性出血ではX線，FAST，FACTを駆使して，胸腔，腹腔，骨盤の大量出血（MAP）を探せ！

はじめに

　外傷初期診療における目標は，防ぎえた外傷死（preventable trauma death：PTD）を回避することです．外傷性ショックの原因の多くは出血性ショックであり，外傷診療の失敗は出血性ショックへの対応の遅れが最大の原因との報告もあります[1]．つまりいち早く出血に気づき介入し，出血源を同定して止血へとつなげることが外傷患者の救命，PTDの回避にとても重要です．

　本稿ではPTLS（Primary-care Trauma Life Support：プライマリケア外傷蘇生コース）[2]，JATEC（Japan Advanced Trauma Evaluation and Care：外傷初期診療ガイドライン）[3] に準じ，外傷性出血の診断について解説します．

症例

～救急隊情報～

Mechanism：40歳代男性．大型トレーラー運転手．
寒い冬の4時頃，時速50 kmで走行中，右折してきた大型トラックと衝突し，はずみで停車中の普通乗用車に衝突し，停止．自力で脱出．歩いて救急車乗車．

Injury：腹痛，左手関節の変形あり．
Sign：GCS E4V5M6，脈拍64回/分，血圧110/82 mmHg，SpO₂ 100%（リザーバーマスク10 L投与下），呼吸数20回/分，体温36.6℃．
Treatment：脊椎運動制限．病院到着まであと20分です．

研修医「バイタルサインも安定しているし，自分で歩いているし大したことなさそうかな」
上級医「高エネルギーの受傷だし，腹痛も訴えている．油断はできないな」

～救急車病院到着～
ファーストインプレッションで湿潤冷汗著明あり，C（循環）に異常があると判断．
primary surveyで体温36.2℃，血圧76/59 mmHg，脈拍100回/分，呼吸数22回/分，SpO₂ 97%（リザーバーマスク10 L投与下）．
A（気道），B（呼吸），D（意識），E（体温）は異常ないが，C（循環）でFAST陽性，胸部骨盤X線では大量血胸，不安定型骨盤骨折なし．

初期輸液に反応し，血圧100 mmHg台まで回復したためtrauma pan-scan CT（後述）へ．CTで腸間膜にextravasation（活動性出血），モリソン窩，脾周囲，膀胱直腸窩に腹水あり腸間膜損傷，腹腔内出血で緊急手術へ．

＊救急隊情報はMIST〔Mechanism（受傷機転）・Injury（生命を脅かす損傷）・Sign（意識，呼吸，循環の状態）・Treatment（行った処置と病院到着予定時刻など）〕で伝えられる．

1 外傷初期診療の手順と原則

外傷初期診療の原則は，常に生命にかかわることが優先ということです．
患者さんに接触したらまずファーストインプレッション（第一印象）で緊急度とどこに異常がありそうかを簡単に評価します．
処置室へ着いたらすぐに，生理学的異常を把握し，蘇生を行います（primary survey）．生命の安全を確保できたら，次に全身を系統的に検索し損傷を見つけます（secondary survey）．常に生理学的異常に注意し，異常があればprimary surveyに戻り，検索を行います．

2 ファーストインプレッション

患者さんが到着したら，救急車から処置室に移動する短時間に，ファーストインプレッションの把握を行います．ABCDE〔A：airway（気道），B：breathing（呼吸），C：circulation（循環），D：dysfunction of central nervous system（意識障害），E：exposure and environmental control（体温）〕をすばやく簡便に評価し，ファーストインプレッションでの緊急度を把握します．特にC（循環）の評価では，手で末梢の皮膚や

脈を触れ，末梢が蒼白で冷たくないか，じとっと湿っていないか，脈が触知しにくくないか，つまりショックかどうかを評価します．

また，ファーストインプレッションで把握したことを診療チームと共有し，緊急性を伝えることも大事です．

3 primary survey

A（気道），B（呼吸），C（循環），D（意識障害），E（体温）の順に評価します．
異常があれば，上記の優先順位に従って，介入し蘇生を行っていきます．
ここでは外傷性出血にかかわる，C（循環）について解説します．
外傷でC（循環）に異常がある，つまりショックであれば主な原因は出血です．いち早くショックに気づき，出血源を同定して止血しなければなりません．

1）いち早くショックに気づく！

皮膚の蒼白や温度の低下，冷汗などの皮膚所見，脈拍数や，呼吸数の増加などを注意深く観察します．

> **ここがピットフォール**
> **① 収縮期血圧の低下はショックの早期認知のための指標になりません**
>
> 表に示すように，出血量が30％を超えるまでは代償によって，収縮期血圧は必ずしも低下しません[4, 5]．血圧の低下によってショックに気づいたときにはすでに重度のショックに陥り，循環が破綻していることになります．血圧に頼らず，さまざまな所見からショックに気づかなければなりません．
>
> **② ショックでも頻脈にならない患者さんがいます**
>
> 高齢者，運動選手，β受容体遮断薬，カルシウム拮抗薬の内服，ペースメーカー患者，激痛を呈している患者さん（副交感神経が亢進し徐脈に）などです．状態を過小評価してしまう可能性があるので注意しましょう．

表　出血性ショックの重症度

重症度	出血量〔mL（％）〕	脈拍数（回／分）	収縮期血圧	脈圧	呼吸数（回／分）	精神状態
Ⅰ	<750（15）	<100	不変	不変	14〜20	少し不安
Ⅱ	750〜1,500（15〜30）	100〜120	不変	低下	20〜30	やや不安
Ⅲ	1,500〜2,000（30〜40）	120〜140	低下	低下	30〜40	不安，不穏
Ⅳ	>2,000（40）	>140，徐脈	低下	低下	>35	不穏，無気力

体重70 kgの場合．
文献4より引用．

2）出血源を探せ！

切断肢などがあるとそこに目を奪われがちですが，実は腹腔内出血があり，腹腔内の止血が遅れて致命的となってしまうことがありえます．

体表面の出血を圧迫止血することはもちろん大事ですが，体表から見えない部分の出血を積極的に検索しなければなりません．

ではどこを検索するのでしょうか…．それは胸腔，腹腔，骨盤です．なぜなら目に見えないにもかかわらず，大量出血をきたす空間だからです（図1）．つまりわれわれが探すのは大量血胸（massive hemothorax），腹腔内出血（abdominal hemorrhage），骨盤内出血（pelvic hemorrhage）です．頭文字をとって，MAPを探せ！です．

3）MAPをすばやく探す方法

MAPをすばやく探すための方法として，胸部，骨盤のポータブルX線，超音波検査（FAST）を施行します．

❶ 胸部ポータブルX線

臥位で撮影します．primary surveyでは大量血胸のみを探します．ほかはここではみる必要はありません（本当は多発肋骨骨折，肺挫傷もできれば確認すべき．挿管していたらチューブの位置も）．臥位での撮影のため，液体は胸腔全体に広がるので，肺野全体に透過性の低下を認めます．

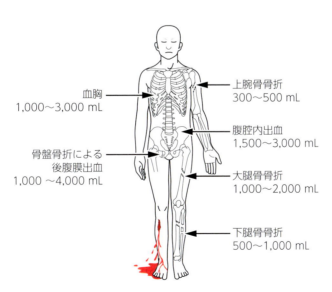

図1　出血量の推定
床や衣類の1平方フィート（約30 cm四角）の血液は100 mL．
損傷が複数箇所の場合はさらに500 mLを加算．
文献3より引用．

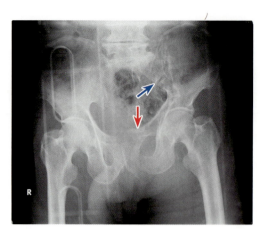

図2 骨盤X線像
骨盤輪前方部（→）および後方部（→）が骨折転位し，輪状構造が破綻している完全不安定型骨盤骨折．

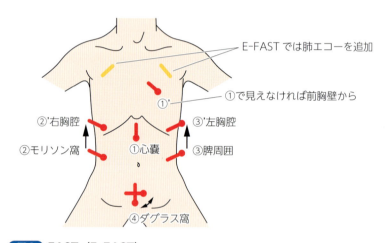

図3 FAST（E-FAST）
① 心嚢液貯留　② モリソン窩　②' 右胸腔
③ 脾周囲　③' 左胸腔　④ ダグラス窩（膀胱直腸窩）
● はプローベマークの位置．

❷ 骨盤ポータブルX線（図2）

primary surveyで探すのは不安定型骨盤骨折のみです．つまり前方部と後方部の少なくとも2カ所に骨折転位があって，骨盤輪が破綻したものを探します．

❸ FAST（E-FAST）（図3）

FAST（focused assessment with sonography for trauma）[6] では超音波検査で心嚢液貯留，血胸，腹腔内出血を探します．どこでも，何度でも，非侵襲的に，すぐに検査できることが強みです．

E-FAST（extended FAST）[7] はこれに加えて肺エコーを行い，気胸を診断します．この評価を1分以内に行います．

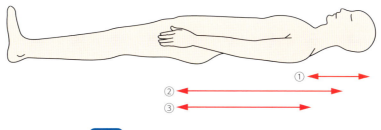

図4 trauma pan-scan
① 頭部から頸部まで単純CT．
② 頭蓋底から骨盤まで造影CT（動脈相）．
③ 胸部から骨盤まで造影CT（平衡相）．

FASTはそこそこ出血していないと陽性にはなりません．

ある研究では400 mL以下の出血では10％しかFAST陽性に気づけず，陽性と診断できた出血量の平均は619 mLであったとの報告があります[8, 9]．このように少量の出血はFASTで見逃してしまいます．一度の陰性で安心せず何度もくり返して行う必要があります．

4 secondary survey

primary surveyが終わり，A（気道），B（呼吸），C（循環）が安定していることを確認してsecondary surveyを開始します．

ここでは頭のてっぺんから指先までくまなく診察し，解剖学的異常を評価します．もちろん評価中にバイタルサインの異常があれば，primary surveyに戻り，検索，蘇生を行う必要があります．

各損傷を診断するためにX線，CTなどを施行しますが，個々の部位を別々にCT撮影するのではなく，全身CTを系統的に撮影します（trauma pan-scan，図4）．これは予期せぬ損傷の発見や時間の短縮に有用であるとされています[10]．

撮影の適応は高エネルギーな受傷機転，受傷機転がはっきりしない，意識障害などですが，施設によって適応基準はさまざまかと思います．撮影方法も施設によるところがあるかもしれません．またこのCT撮影は近年primary surveyに組み込んでいる施設もあります．

trauma pan-scanでは読影に時間を要することから，迅速な診療に活かすために3段階にわけて読影していきます[11, 12]．

● trauma pan-scanでの3段階の読影

まず第1段階はFACT（focused assessment with CT for trauma）での読影です．これは緊急で処置を要する損傷を把握するためのもので，CT撮影室で放射線技師さんの横ですぐに読影します（図5）．

次に第2段階では，FACTで拾い上げられていない活動性出血や緊急処置を要する損傷を探します．つまり正式にCT読影するわけです．MPR（多断面再構成像）をうまく活用し

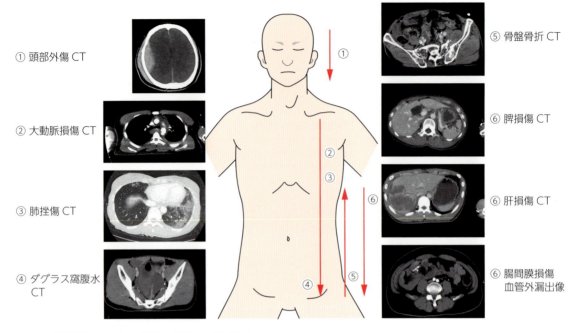

図5　FACTの手順と実際のCT写真
① 頭部で緊急開頭が必要な外傷性変化を検索．
② 左の肺動脈が見える部分で大動脈損傷をみる．
　大動脈弓部〜左肺動脈が見えるレベルで画像を前後させながら，縦隔内血腫・大動脈輪郭異常の有無をチェックする．
③ 血胸をみながら，尾側へ下りる．肺底部で肺野条件へ変更し，気胸をチェックする．
④ 骨盤内に降りて，骨盤腔内の腹水（出血）をチェックする．
⑤ 骨も見えるウィンドウにし，骨盤骨折と椎体横突起骨折をみながら，頭側へ上がる．
⑥ 実質臓器損傷をみる．左右の腎臓・脾臓・肝臓・膵臓を中心に評価し，腸管・腸間膜を全腹部にわたって検索しながら尾側へ降りる．

つつ，受傷機転なども考慮にいれながら読影します．
　最後に第3段階では，**緊急処置が不要な細かな損傷をじっくりくまなく探します**．すべての処置がすんでICU入室後にじっくり腰を据えて再読影します．

> **ここがポイント：**
> **特に外傷性出血の読影では血管外漏出像（extravasation）を探しましょう**
>
> 　血管外漏出像とは血管からの活動性の出血の所見です．損傷部位から造影剤が血管外に漏れ出る，まさに出血している画像です．
> 　動脈相と平衡相を撮影すると造影剤が広がっていく様子から出血量などを把握することもできます[13]．

おわりに

　外傷性出血に対する止血処置に関しては，なかなか研修医には困難な手技が多いと思われますので，記載しませんでした．興味のある方はJATEC，JETEC（外傷専門診療ガイドライン）などを参照してください．**大事なことは，いち早く体表から見えない出血に気づき，すみやかにコンサルトし止血につなげることです．**最初に示した症例のように，受傷患者さんが歩いていたから大丈夫ということはありません．この気の緩みがPTDにつながります．積極的にショック，出血源を探しましょう．PTDをなくすために，ぜひ実践してください．

引用文献

1) Gruen RL, et al：Patterns of errors contributing to trauma mortality：lessons learned from 2,594 deaths. Ann Surg, 244：371-380, 2006
2) 「Primary-care trauma Life Support 元気になる外傷ケア」（箕輪良行/編，地域医療振興協会/監），シービーアール，2012
3) 「改訂第5版 外傷初期診療ガイドライン JATEC」（日本外傷学会外傷初期診療ガイドライン改訂第5版編集委員会/編，日本外傷学会，日本救急医学会/監），へるす出版，2016
4) 「Advanced Trauma Life Support® ATLS® Student Manual 9th Edition」（American College of Surgeons, ed），American College of Surgeons, 2012
5) Cannon JW：Hemorrhagic Shock. N Engl J Med, 378：370-379, 2018
6) Rozycki GS & Shackford SR：Ultrasound, what every trauma surgeon should know. J Trauma, 40：1-4, 1996
7) Kirkpatrick AW, et al：Hand-held thoracic sonography for detecting post-traumatic pneumothoraces：the Extended Focused Assessment with Sonography for Trauma (EFAST). J Trauma, 57：288-295, 2004
8) Williams SR, et al：The FAST and E-FAST in 2013：trauma ultrasonography：overview, practical techniques, controversies, and new frontiers. Crit Care Clin, 30：119-150, 2014
9) Branney SW, et al：Quantitative sensitivity of ultrasound in detecting free intraperitoneal fluid. J Trauma, 39：375-380, 1995
10) Surendran A, et al：Systematic review of the benefits and harms of whole-body computed tomography in the early management of multitrauma patients：are we getting the whole picture? J Trauma Acute Care Surg, 76：1122-1130, 2014
11) 一ノ瀬嘉明，松本純一：時間を意識した外傷CT診断〜Focused Assessment with CT for Trauma（FACT）．日外傷会誌，26：217, 2012
12) 一ノ瀬嘉明，他：時間を意識した外傷CT診断〜Focused Assessment with CT for Trauma（FACT）からはじめる3段階読影．日外傷会誌，28：21-31, 2014
13) 松本純一，他：画像診断の重要性：CT所見に基づく臓器損傷分類と治療法選択．「特集 肝損傷に対するNon-operative management」，日本腹部救急医学会雑誌，31：607-611, 2011

Profile

萩原康友（Yasutomo Hagihara）

名古屋掖済会病院 救急科/外科
Acute Care Surgeon，外傷外科医を志して，救急をやりつつ，外科の修練をつんでいます．

特集　出血の診かた　もう救急で慌てない！

【出血関連で困ること】
不正性器出血

橋本悠平

① 子宮は定期的に出血することが正常の特殊な臓器である
② 何が不正性器出血の原因なのか，まずは大まかに捉えることが重要
③ 妊娠に関連する性器出血かどうかは，病歴聴取では見逃してしまう可能性がある．「尿中HCG検査」で見破れ！！

はじめに

以下の3パターンの出血を想像してみてください．
① 頭から血を流しているおじさん
② 血を吐いているおばさん
③ 下着に血が付いたと言っているおねえさん

同じ出血でもだいぶ印象が違いますね．皆さんはそれぞれどんな印象を受けましたか？①と②は見た目から「なんかヤバいかも」と，ピンときますね．③はどうですか？軽症っぽいけれど不気味な謎のベールに包まれている感じで，①と②とは違った意味で恐怖感を覚えてしまうという人も多いのではないでしょうか？

不正性器出血は，女性のよくあるマイナートラブルです．明日出会うかもしれない悩めるご婦人に，堂々と適切な対応ができたら，カッコイイね！

表　正常月経

月経周期	25〜38日
出血持続日数	3〜7日
出血量	20〜140 mL
閉経年齢	45〜55歳

・これを逸脱するときに不正性器出血・月経異常のどちらか，もしくは両方を考える
・閉経の年齢には個人差がある

1 そもそも不正性器出血って何？

不正性器出血の定義は「月経以外に性器から出血すること」です[1]．子宮は定期的に出血することが正常である特殊な臓器ですので，その出血が異常かどうかを判断する必要があります．正常月経（表）とは異なる場合や患者さんが「月経がいつもと違う」と訴えている場合，ざっくりと不正性器出血と捉えてよいでしょう[2]．

2 不正性器出血の診療

まずは救急の場面で一番問題となる，① 性器から大出血している場合，② 重症貧血の場合の対応について解説します．

症例1

20歳女性．1妊1産．救急隊から大量の性器出血と体動困難との触れ込みで当院に救急搬送．到着時のバイタルサインは体温35.5℃，脈拍136回/分，血圧65/40 mmHg，呼吸数18回/分，SpO$_2$ 99％（room air），GCS 15点．ナプキンから凝血塊が溢れ返っており，ズボンの膝まで血液がしみ込んでいる．
救急医は，性器出血による出血性ショックと判断して，2本ルートを確保し，酢酸リンゲル液を全開で投与開始．2,000 mL投与した時点で脈拍120回/分，血圧90/65 mmHgと改善を認めた．その後，尿中HCG陽性と判明し，産婦人科医にコンサルト．ベッド上で診察すると，腟口から骨盤いっぱいになる程の凝血塊の流出あり．経腟エコー所見と妊娠反応陽性から，進行流産による出血と診断．ERで経腹エコー下に子宮内の妊娠組織を除去して止血を得た．翌日，Hb 5.4 g/dLまで低下していた．

1）大出血の場合

性器から溢れるように出血してショックをきたしている場合，疾患の鑑別はひとまず二の次で初期対応を行いましょう．アプローチの方法は外傷性出血と同様で，PTLS（Primary-care Trauma Life Support：プライマリケア外傷蘇生コース）やJATEC（Japan Advanced Trauma Evaluation and Care：日本外傷初期診療ガイドライン）で学んだことを存分に生かすことができます[3, 4]．応援を呼び，primary surveyの要領でABCDEを

意識して状態の安定化を図り，secondary surveyで性器出血が原因であるならば産婦人科医に診察と治療を依頼するべきです〔primary surveyとsecondary surveyの詳細は「外傷性出血」（pp.2192～2199）を参照〕．どの時点で産婦人科医に依頼するかは，コンサルト基準が施設ごとに違う可能性があるので確認した方がよいですが，不正性器出血があり，かつショックの疑いがあれば，できるだけ早めにコールすることが妥当と考えます．

2) 重症貧血の場合

　Hbがとても低くて顔が青白くなっているのに，割とケロっとしている方もおり，慢性的な貧血を反映して小球性貧血になっているのをよく見受けます．このような患者さんは「よく動悸します」，「いつもだるいです」と言いながら，家事や仕事はなんとかこなし，がんばって生活をしていることが多いです．なんとHb 6 g/dL台でも日常生活を送っている人もいるのですよ．

　したがって，Hbによって対応を決定することは困難です．性器出血により重度の貧血に陥っている場合は産婦人科医に診察を依頼し，判断を委ねることをお勧めします．貧血に慣れてしまっていても，もともとひどい貧血がある方は出血に対する予備能は低いですので，出血が多い場合には，出血性ショックにより意識障害などを生じて重症化する可能性を念頭に置き，**1）大出血の場合**を参考にして対応するようにしてください．

　出血が比較的少なくバイタルサインが落ち着いている場合には，次項を参考にして不正性器出血の診療を進めてください．

3 不正性器出血の診療の進め方

　ここからは状態が落ち着いている場合を想定して，一般的な「主訴：不正性器出血」の診療について解説します．
※薬剤性出血と出血性素因の説明は割愛します．

　不正性器出血をみたら，なにが原因となっているのかを「大まかに捉えること」が重要です．まずは図のフローチャートに従って，次の6つの出血のどれにあてはまるかを突き止めましょう．

① 妊娠性出血
② 性器外出血
③ 器質性出血（腫瘍性出血，炎症性出血，外傷・異物）
④ 薬剤性出血
⑤ 出血性素因
⑥ 機能性（子宮）出血

　次に，図に示すような鑑別疾患を思い浮かべながら診断をしていくのですが，そのためには産婦人科的診察が必要となります．ただし，診察手技については救急医や総合診療医

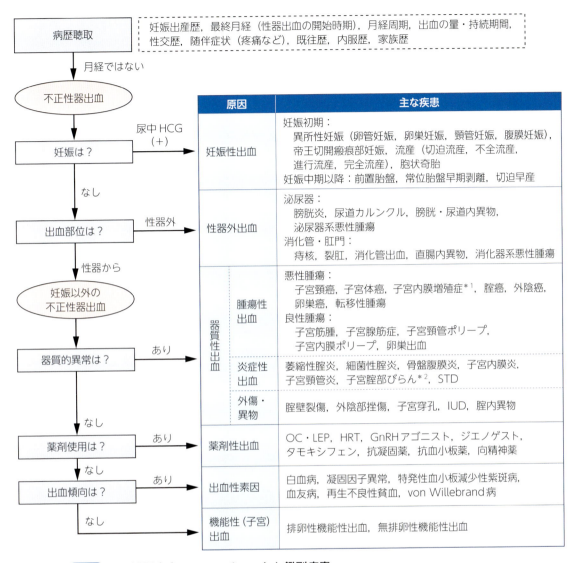

図 ● 不正性器出血のフローチャートと鑑別疾患

STD ： sexual transmitted diseases（性感染症）
IUD ： intrauterine device（子宮内避妊器具）
OC ： oral contraceptives（経口避妊薬）
LEP ： low dose estrogen-progestin（低エストロゲン-プロゲスチン）
HRT ： hormone replacement therapy（ホルモン補充療法）
GnRH： gonadotropine releasing hormone（性腺刺激ホルモン放出ホルモン）

＊1：厳密には悪性腫瘍に分類はできないが，前癌状態の場合がある．
＊2：病的（子宮頸部異形成など）ではなく，生理的な場合がある．
文献2, 3, 5, 6を参考に作成．

でも行っている先生は少ないので，研修医に必須なものではありません．また，産婦人科医ではないという説明なく内診等を行うことはトラブルに繋がる危険性があり，特に注意が必要です．診察方法に興味がある方は産婦人科外来を見学して教えてもらう，あるいは他書を参照してください．

1) 妊娠性出血：尿中HCG検査を勧めることは救急で働く者の義務である

尿中HCG検査は妊娠の有無を確認する検査です．出血が妊娠性かどうかが産婦人科医と研修医の差がなく誰でも，簡単に，迅速に，ほぼ確実にわかる方法で，鑑別診断を妊娠性かそれ以外に一発で絞ることができます．**尿中HCG検査はどんな診察や病歴聴取よりも優れている**と心得てください．

> **症例2**
>
> 17歳女性．高校生．主訴：下腹部痛
> （いろいろ病歴聴取をして…）
> 医師　「妊娠している可能性はありますか？」
> 患者さん「ありません」
> 高校生だし尿中HCG検査は施行せず．診察と検査所見で虫垂炎を疑って造影CTを行ったところ，虫垂の腫大はなく，子宮内にenhanceされた胎児が….

症例2は不正性器出血ではありませんが，妊娠に関しては**病歴聴取よりも尿中HCG検査の方が勝る**と脳内に焼き付けるための教訓的な症例です（ちなみに，尿検査だと説明して尿中HCG検査をこっそりやっちゃうことは，私は反対です）．

以下に尿中HCG検査を拒否されたときの説明の例文を示します．参考にしてみてください．

> 「不正性器出血には妊娠によるもの（流産や異所性妊娠など）の可能性があり，状態によっては赤ちゃんに影響するようなCT検査や投薬が必要になってきますので，妊娠しているかどうかを知ることが非常に重要です．患者さんが妊娠はしていないと言っても実は妊娠していたという報告もありますので，妊娠反応検査（尿中または血中HCG検査）をしてもらう方がよいと思うのですがどうでしょうか」

それでも拒否されるなら，診療録にその事実を記載して診療を進め，実際に被曝を伴う検査や薬剤の投与が必要になったときには，もう一度患者さんに尿中HCG検査の必要性を説明し，意思を再確認しましょう．

> **ここがポイント：「妊娠性出血」の鑑別には尿中HCG検査を行うべし！**
> ※絶対的に行わなくてもいいのは以下の場合のみ
> ・子宮がない〔患者さんからの訴えではなく，カルテ（手術記事など）から確認すべき〕
> ・超音波検査で誰が見ても明らかに子宮内に胎児がいる

2) 性器外出血：それ，ほんとに性器出血なの？

高齢のご婦人が下着に鮮血が付着しているのを発見し「20年ぶりに"月のもの"がきて…」と言って来院されることがあります．視診・尿検査・直腸診などで，性器外出血ではない

か，確認してみてください．泌尿器系または消化器系疾患による出血ということもたびたび経験します．

3) 器質性出血：産婦人科医にコンサルトもしくは産婦人科外来へ

器質性出血の診断には，婦人科的診察（内診，クスコ診，経腟超音波，細胞診/組織診など）が必要なので産婦人科医の診察を受けてもらうべきです．特に悪性腫瘍では診断が遅れてしまうと重大な健康障害を引き起こすことになりかねないので，必ず当日または後日，産婦人科を受診するように推奨するのを忘れないでください．

また，随伴症状に下腹部痛や性交痛がある場合は，子宮頸管炎や骨盤腹膜炎などの炎症性疾患が鑑別にあがります．小児の性器出血では腟内異物や外陰部外傷（性的・身体的虐待も考えてあげてください）に注意が必要です．

4) 機能性（子宮）出血：あらゆる可能性が除外されたとき，はじめて診断できる

機能性（子宮）出血とは，「性器出血のうち，月経や妊娠に関連したものを除外し，さらに器質的疾患を認めない不正性器出血のこと」と定義されます[7]．原因・年齢・挙児希望などに合わせて，経過観察，手術，一時的ホルモン療法（エストロゲンとプロゲステロンの合剤，プロゲステロンの単剤）もしくは周期的ホルモン療法（Kaufmann療法，Holmstrom療法），LEP（low dose estrogen-progestin：低用量エストロゲン-プロゲスチン），排卵誘発薬，GnRH（gonadotropin-releasing hormone：性腺刺激ホルモン放出ホルモン）アゴニスト，IUS（intrauterine system：黄体ホルモンを含有した子宮内に留置するデバイス）など，治療方針を患者さんと相談します．

ここがピットフォール：
機能性（子宮）出血に用いるエストロゲン含有製剤は禁忌や注意が多い！

【代表的な禁忌】
- 診断のついていない異常性器出血
- 妊娠または妊娠している可能性のある患者

【重要な基本的注意】
- 血栓症の発生に注意（肥満，喫煙，年齢，血栓症の家族歴などがリスク因子）
- 40歳以上では心血管系リスクが上がる

※必ず産婦人科上級医の指導下に処方すること

処方例：緊急止血のための一時的ホルモン療法
- ノルゲストレル・エチニルエストラジオール錠（プラノバール®配合錠）
 1錠/日　7〜10日間
 服薬開始後約2〜3日で止血し，服薬終了後約3〜4日で消退出血が生じる．

おわりに

　まだまだ説明したいことは山ほどありますが，誌面に収まる限りで基本的な不正性器出血の診療のためのエッセンスを盛り込みました．

　不正性器出血は小児から高齢者まで，また，軽症から重症まで非常に幅が広く，臨床的な奥深さがある主訴だと思います．今回説明した内容は，ほんの上っ面に過ぎず，各疾患にはさらに興味深い生理学や病態が満ち溢れています．本稿を読んで，興味をかきたてられてしまった産婦人科医予備軍の皆さん，自由選択でたくさん産婦人科を履修して，産婦人科医への階段を登ってみてはいかが？？

■ 引用文献

1) 岩瀬 純, 百枝幹雄：不正性器出血．「特集 パッとみてマスター 救急患者の症状・所見25これだけ」, Emergency Care, 30：64-65, 2017
2) 日本産科婦人科学会, 日本産婦人科医会：産婦人科診療ガイドライン 婦人科外来編2017. 2017
 　http://www.jsog.or.jp/activity/pdf/gl_fujinka_2017.pdf
3) 「Primary-care Trauma Life Support －元気になる外傷ケア」（箕輪良行, 他/編），シービーアール, 2012
4) 「改訂第5版 外傷初期診療ガイドライン JATEC」（日本外傷学会外傷初期診療ガイドライン改訂第5版編集委員会/編, 日本外傷学会, 日本救急医学会/監），へるす出版, 2016
5) 梶原 健：不正性器出血／過多月経／希発月経．「増刊号 産婦人科外来パーフェクトガイド いまのトレンドを逃さずチェック！」, 臨床婦人科産科, 72：11-15, 2018
6) 小川真里子, 高松 潔：性器出血．「特集 中高年女性に多くみられる症候とその対策」, 産科と婦人科, 83：428-432, 2016
7) 高橋俊之：研修コーナー 症候論（その1）. 日本産科婦人科学会雑誌, 63：N3-10, 2011

■ 参考文献・もっと学びたい人のために

1) 「産科婦人科疾患最新の治療2016-2018」（吉川史隆, 他/編），南江堂, 2016
2) 「女性医学ガイドブック 思春期・性成熟期編 2016年度版」（日本女性医学学会/編），金原出版, 2016
3) 「女性医学ガイドブック 更年期医療編 2014年度版」（日本女性医学学会/編），金原出版, 2014
4) 日本産科婦人科学会, 日本産婦人科医会：産婦人科診療ガイドライン 産科編2017. 2017
 　http://www.jsog.or.jp/uploads/files/medical/about/gl_sanka_2017.pdf
5) 「産婦人科ベッドサイドマニュアル 第7版」（青野敏博, 苛原 稔/編），医学書院, 2018
6) 「産婦人科外来処方マニュアル 第4版」（青野敏博, 苛原 稔/編），医学書院, 2013
7) 小西郁生：女性のライフサイクルと不正出血．「特集 産婦人科救急のすべて」, 産婦人科治療, 100：825-829, 2010

Profile

橋本悠平（Yuhei Hashimoto）
名古屋掖済会病院 産婦人科
分娩ばかりが産婦人科医の仕事ではありません．陰部のかゆみから悪性腫瘍まで，女性のありとあらゆるお悩みに寄り添いながら，たまに全身麻酔，術後や大出血後のICU管理，新生児蘇生（NCPR），母体救命コース（J-MELS）の運営なんかもやってます．

特集 出血の診かた　もう救急で慌てない！

【出血関連で困ること】
抗血小板薬・抗凝固薬を内服している人の出血

薬師寺泰匡

① 抗血小板薬・抗凝固薬を服用していても出血を恐れすぎることはない
② それぞれの拮抗薬（リバース）があるのかないのかは知っておこう
③ 大出血時には積極的にリバース，それ以外のときは対症療法＋薬剤中止を検討する

はじめに

　救急外来で働いていると，抗血小板薬や抗凝固薬を服用している人はよく訪れます．そして，そういう人たちは内服による出血リスクを負っており，出血してしまうと止血がしにくいというリスクも負っています．患者さんは「出血したらすぐに受診してくれ」などと説明されていることも多く，軽微な出血でも怖がって受診してくれます．私たちも出血が止まらなかったらどうしようと心配してしまいがちです．ただ，むやみに怖がってもしかたがありませんので，初療医はどのくらい出血を怖がらなければならないのかを知っておく必要があるのです．それでは実際に出血しているという人を例に，どのような対応ができるのか考えてみましょう．

症例

　73歳男性．自宅でテレビを見ている最中に，左上下肢に力が入らなくなり救急要請．しきりに「血液サラサラになる薬飲んどるんや！」「頭で出血してたらどないしたらええねん！」と心配そうである．頭部CTの結果，右被殻出血が明らかになった．
既往歴：高血圧，脂質異常症，弁膜症で手術歴あり
内服薬：アスピリン，ワルファリンカリウム，ほか

頭蓋内出血の患者さんが抗血小板薬・抗凝固薬を飲んでいるという状況です．困りましたね．即時リバース（拮抗する薬剤を投与すること）した方がよさそうな雰囲気ですが，どうしましょうか．こうした場合には，3つのステップで考えていきます．① 投薬されている薬はリバース可能かどうか，② 現在の出血はリバースが必要かどうか，③ リバースに何を使うか．順を追って学んでいきましょう．

1 リバース可能かどうか

1) 抗血小板薬のリバース

本邦で使用されている抗血小板薬は，だいたいがアスピリンかADP（アデノシン二リン酸）受容体阻害薬（クロピドグレル，プラスグレル，チカグレロル）です．アスピリンはシクロオキシゲナーゼ（COX）-1を阻害してトロンボキサンA_2の産生を抑制し，ADP受容体阻害薬は血小板内のcAMP（環状アデノシン一リン酸）を増加させることで血小板機能を阻害します．**共通点は，作用時間が4～7日程度と比較的長く，決定的なリバースの方法がないということです**．デスモプレシンを点滴で使うことで，抗血小板薬使用中の手術患者で輸血量を減らせたという報告[1]があるほか，血小板輸血で正常血小板を補ってしまうという考え方もありますが[2]，有効性については未知数です．何より保険適応外ですので，積極的には使いにくいものがあります．

2) ワルファリンのリバース

ワルファリンの拮抗薬としては，ビタミンK，新鮮凍結血漿製剤（fresh frozen plasma：FFP），プロトロンビン複合体製剤（prothrombin complex concentrate：PCC）があります．それぞれの特性を知っておきましょう．

ビタミンKはすぐに準備できて使用しやすいという利点がありますが，凝固因子活性の回復までに4～6時間かかるとされます．そのため緊急時にはあまり意味をなしません．

FFPは凝固因子そのものを補うことになりますので，有用な方法です．ただし，凝固活性を得るためには大量投与が必要であり（**表1**）[3]，血液製剤の副作用のことを考えたり（**表2**）[3]，解凍時間のことを考えたりしなくてはなりませんので，期待のしすぎは禁物です．

PCCは解凍時間も必要なく，緊急時にすぐ使えるという利点があります．また近年，大出血や緊急手術の際には保険適応となりました．しかし，非常に高価ですし，軽度の出血の際には使用が躊躇われます．

表1　FFP製剤の必要投与量

循環血漿量（mL）×（凝固因子の目標値－実測値）（%）/100
ただし，循環血漿量（mL）＝体重（kg）×70×（1－Hct/100）

文献3より引用．

3) DOACのリバース

　最近はDOAC（direct oral anticoagulants：直接作用型経口抗凝固薬）を内服している人も増えてきました．ワルファリンに比べると大出血のリスクは少ないといわれてはおりますが，生命を左右するような出血をしている患者さんを前にして悠長に構えているわけにはいきません．DOACのリバースの方法も知っておきましょう．

　DOACは直接トロンビン阻害薬のダビガトランと，第Xa因子（FXa）阻害薬であるリバーロキサバン，アピキサバン，エドキサバンがあります．FXa阻害薬は英語で"○○xaban"と表記され，FXa阻害薬アピールをしてくれています．さて，最初に大事なことを言います．**FXa阻害薬にはリバースの方法がありません．**ダビガトランは透析での除去も考慮されますが，**FXa阻害薬は透析での除去も困難**です．現在開発中の拮抗薬に期待しつつ待ちましょう．

　ダビガトランについては，イダルシズマブという拮抗薬があります．投与後5分以内にダビガトランの抗トロンビン作用を中和します[4]．しかし，イダルシズマブは非常に高価ですから，これも投与のしどきは考えましょう．

　手元にイダルシズマブがない！ とか，FXa阻害薬だけどどうしてもリバースしないと患者さんが死んでしまう！ とかいう状況であれば，FFPやPCCを使用するという裏技もありますが，保険適応外なので熟慮してください．

 ここがポイント

- 抗血小板薬はリバースできない
- ワルファリンリバースはビタミンK，FFP，PCC
- DOACはダビガトランならイダルシズマブ，FXa阻害薬の拮抗薬は開発中

表2　血液製剤の副作用

発作性非溶血性輸血反応
蕁麻疹
アナフィラキシー
輸血関連急性肺障害
輸血関連循環過負荷
ウイルス感染症
細菌感染症
血小板輸血不応状態
クエン酸中毒

文献3より引用．

表3 大出血（major bleeding）の定義：国際血栓止血学会基準

下記を1つ以上満たす出血をmajor bleedingとする
① 致死性出血
② 頭蓋内，脊髄内，眼球内，心嚢内，関節内，筋肉内（コンパートメント症候群を伴うもの），後腹膜の重要部位の少なくとも1つに出血が発生
③ 2 g/dL以上のヘモグロビン減少，あるいは4単位以上の赤血球輸血を必要とする

文献5を参考に作成．

2 現在の出血はリバースが必要かどうか

　基本的には出血は押さえれば止まります．またDOACは半減期が短く，ワルファリンはビタミンK投与で凝固因子が再活性しますので，止血が期待できます．なので，高価な拮抗薬については，使わなければならない状況とそうでない状況があるということを認識してください．まず，リバースしなければならない状況とは，生命維持に差しつかえるような出血や大出血があるときです．大出血の定義は表3にまとめました．大出血以外は小出血です[5]．

1）ワルファリンをリバースするか

　生命維持にかかわらないような小出血であれば，止血をしつつPT-INR（international normalized ratio of prothrombin time：プロトロンビン時間国際標準比）の値をチェックしてみるというのがよいと考えます．小出血とはいえ，振り切れるほどに伸びているPT-INRを前に何もしないのも怖いですから，PT-INRが延長しているようであればワルファリンは中止し，対症療法（止血）を行いつつビタミンKの投与をするのが望ましいでしょう．圧迫止血可能な部位であれば，いつもより長めに圧迫止血すればよい場合が多いと思われます．もし大出血があれば，ワルファリンを中止したうえで，ビタミンKに加えてFFPやPCCの投与を考慮すべきです[6]．

2）DOACをリバースするか

　これもワルファリンに準じますが，大出血であればリバースを考えるべきです．ただし前述の通り，FXa阻害薬には保険適応となる有効なリバース法がありませんので，適応外の薬剤を検討するか何もしないかという選択を迫られることになります．小出血であればDOACの次回投与の延期もしくは中止を検討しつつ，対症療法を行うのがよいでしょう[6]．

3 リバースに何を使うか

　ここまで読んでいただければ，重症度に応じたリバースの方法はある程度みえてきたのではないでしょうか．小出血の際には，薬剤の中止を検討しつつ対症療法．そして，大出

血の際には，小出血の治療に加えて，リバースでビタミンK，FFPやPCC，イダルシズマブといった薬剤の使用を検討するということになります．

4 薬剤の中止は問題ないのか

　さて，リバースの話をしてきましたが，薬剤の中止についても考えてみましょう．小出血の際には薬剤の中止や延期を検討するということを書きました．では，中止や延期は問題ないのでしょうか？抗凝固薬を飲んでいる人は，その必要があるので飲んでいます．もちろん再出血の恐れが強い場合には，内服を避けたいところです．しかし，いつまでなら薬剤をスキップしてよいかということに関して明確なエビデンスはありませんし，このあたりは人種間差などもあるかもしれないため評価が難しいところです．日本人の脳出血患者を対象にしたstudy[7]では，入院後ワルファリン休薬中に17％で塞栓症を発症し，発症時期の中央値は休薬後8日（5～14日）であったと報告されています．なるべく早い時期の内服再開が理想ではありますが，患者さんに出血コントロールがどの程度ついており，薬剤の中止で生命維持にどのくらい問題が生じているかということを勘案しつつ都度判断していくしかありません．なお，再開時にはDOACは直ちに効果発現しますが，ワルファリンは十分に効果を発現するまで数日かかるということは知っておいてください．

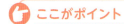
ここがポイント

抗凝固薬の中止・延期・リバース後はなるべく早期再開を検討する

おわりに

　抗血小板薬・抗凝固薬を内服している人の出血にどのように向き合うかを述べてきました．リバースにもリスクが伴います．目の前の出血がどの程度重篤なのか，毎回しっかりと評価していきましょう．

　冒頭の症例は大出血ですから，即時ビタミンKの投与を行いました．出血量が多くなく，血圧コントロールも良好であったので，PT-INRの結果を待ったところ1.3という値でした．抗血小板薬・抗凝固薬の服用アドヒアランスがよくなかったようです．脳神経外科とも協議の上，FFPやPCCの投与は見送ることにしました．この症例でもし正中偏位を起こしていたり，PT-INRが伸びていたりという状況があったとしたら，躊躇なくPCC投与を行ったと思います．ただ，やはり正解のラインが設定しにくいので，上級医はもちろん，さまざまな診療科の医師と毎回協議することが大事だと考えます．

■ 引用文献

1) Desborough MJ, et al：Desmopressin for treatment of platelet dysfunction and reversal of antiplatelet agents：a systematic review and meta-analysis of randomized controlled trials. J Thromb Haemost, 15：263-272, 2017
2) Makris M, et al：Guideline on the management of bleeding in patients on antithrombotic agents. Br J Haematol, 160：35-46, 2013
3) 長井一浩，他：適切な血小板輸血・FFP輸注療法．「特集 出血性疾患」，日本内科学会雑誌，98：1655-1661, 2009
4) Pollack CV Jr, et al：Idarucizumab for Dabigatran Reversal. N Engl J Med, 373：511-520, 2015
5) Schulman S, et al：Definition of major bleeding in clinical investigations of antihemostatic medicinal products in non-surgical patients. J Thromb Haemost, 3：692-694, 2005
6) Dhakal P, et al：Reversal of Anticoagulation and Management of Bleeding in Patients on Anticoagulants. Clin Appl Thromb Hemost, 23：410-415, 2017
7) Osaki M, et al：A multicenter, prospective, observational study of warfarin-associated intracerebral hemorrhage：The SAMURAI-WAICH study. J Neurol Sci, 359：72-77, 2015

■ 参考文献・もっと学びたい人のために

1) Schulman S, et al：Definition of major bleeding in clinical investigations of antihemostatic medicinal products in surgical patients. J Thromb Haemost, 8：202-204, 2010
　↑手術患者における大出血の定義についてはこちらを参考にしてください．

Profile

薬師寺泰匡（Hiromasa Yakushiji）
岸和田徳洲会病院 救命救急センター
救急科専門医
ブログや，日経メディカルオンラインのコラム「だから救急はおもしろいんよ」で情報発信中．また若手救急医のNPO団体「EM Alliance」からER診療の楽しさを広めるべく活動している．「めざせギラギラ救急医」という著書を出しながら，本人は全くギラギラしていない．皆さんぜひ一緒に救急を志しましょう．救急はおもしろいですよ！

特集 出血の診かた もう救急で慌てない！

【出血関連で困ること】
緊急！輸血の判断，注意点

坂本 壮

① 赤血球輸血だけが輸血ではない！ 根拠のある輸血オーダーを心掛けよう！
② 輸血はすぐには準備できない！ 先を見据えた対応をとろう！
③ 輸血のデメリットもあることを意識して使用しよう！ ダブルチェックは必須！

はじめに

　重篤な外傷患者，吐血や下血/血便を認めショックバイタルの患者さんの受け入れ要請が救急隊から入った際，適切な対応がとれますか？ とりあえず赤血球輸血を4単位程度オーダーして安心していませんか？ 研修医の皆さんが勤めている病院はいつでも輸血がオーダーできるかもしれませんが，場所や時間帯によっては限られた資源のなかで対応しなければならないことも少なくありません．本稿では，根拠，自信をもって輸血をオーダー，投与できるようになるために，誰もが理解しておくべき基本事項をシンプルにまとめておきます．静脈路を輸血ルートとして2ルート以上確保するなど超々基本事項は，誌面の都合上割愛しますよ．

症例1

　36歳男性．搭乗中の軽自動車が高速道路走行中に追突事故を起こした．患者さんは助手席に乗車，シートベルトは着用していた．救急隊到着時，意識2/JCS，血圧80/42 mmHg，脈拍100回/分，呼吸24回/分，SpO_2 98％（room air），体温37.1℃，瞳孔3/3（＋/＋）．右上腹部の痛みを訴えている．どのように初期対応するべきだろうか？

> **症例2**
>
> 74歳男性．来院前日から体調不良を訴え，夕飯を摂取せずに普段よりも早く就寝した．来院当日の起床時に嘔気を訴え，その後100 mL程度の吐血を認め救急要請．救急隊到着時，意識清明，血圧88/42 mmHg，脈拍120回/分，呼吸22回/分，SpO$_2$ 97％（room air），体温36.1℃，瞳孔3/3（＋/＋）．家族の話では，普段から飲酒量は多く，朝から飲酒していることもあるという．どのように初期対応するべきだろうか？

1 血液製剤の種類

　①赤血球製剤（red blood cells：RBC），②新鮮凍結血漿製剤（fresh frozen plasma：FFP），③濃厚血小板製剤（platelet concentrate：PC）以外に，全血製剤，自己血，アルブミン製剤などが存在します．救急外来では，出血性ショック（大量出血）の患者さんに対する初療としてRBCが最も重要であり，まずは適応や投与量を適切に判断できるようになりましょう．その際に，RBC以外の投与をどうするのかも判断できるようになれば十分でしょう．全血製剤もありますが，現在はほぼ使用されません．

　それぞれの製剤の基本的事項は，輸血部など各部署に依頼する際の共通認識として必須ですので頭にいれておきましょう（表1）[1]．

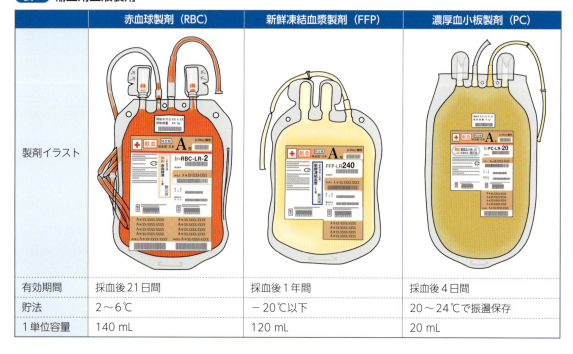

表1　輸血用血液製剤

	赤血球製剤（RBC）	新鮮凍結血漿製剤（FFP）	濃厚血小板製剤（PC）
製剤イラスト			
有効期間	採血後21日間	採血後1年間	採血後4日間
貯法	2〜6℃	−20℃以下	20〜24℃で振盪保存
1単位容量	140 mL	120 mL	20 mL

2 いつ，何を，どれだけ輸血するべきか？！

　輸血がいつでもどこでも投与でき，副作用がゼロで，無償なのであれば困ることはありません．しかし，血液製剤は有限で貴重な資源であること，副作用や合併症がゼロではないことから，適正使用を心掛ける必要があることは言うまでもありません．いつ，何を，どれだけ輸血するべきなのか，結論から言えば絶対的な指標は存在しませんが，最低限の目安は頭にいれ，根拠をもってオーダー・投与するようにしましょう．

　FFPやPCを単独で投与する機会は救急外来では稀です．抗凝固薬内服中の患者さんに対するFFPの投与を考慮する状況はありますが，それは別稿で扱っているため述べません〔「抗血小板薬・抗凝固薬を内服している人の出血」（pp.2207 〜 2212）を参照〕．ここでは最も使用する機会の多いRBCの投与の原則を整理しておきましょう．

3 When？：いつ輸血が必要？

　症例のように，外傷や消化管出血，そのほか，大動脈瘤破裂などが代表的な出血性ショックの原因です．どれも原則は同じであり，止血を大前提として，それまでの血行動態の安定を目的に輸液，輸血を行います．出血性ショック患者では，一時的に止血が得られることもありますが，完全な止血を得るためには，内視鏡や血管内治療，手術などが必須の処置となることがほとんどです．圧迫止血は行うとしても，実際には外科的処置が必要なのです．

　とはいえ，来院後すぐに外科的処置が行える状況は限られるため，輸液とともに輸血を行い，止血薬や拮抗薬によって増悪を防ぐ戦略をとります．なんとかして止血処置まで時間を稼ぐのです．

　上記をふまえ，「いつ輸血をするのか？」という問いに対しては，シンプルに，「出血性ショックと判断した症例に関して，RBC投与を開始する」となります．

● **出血性ショック**か否かはどのように判断するのか？

　これもシンプルに考えましょう．外傷患者において，出血性ショックか否か，輸血の必要性の判断に用いられる最も有名な指標はshock index（SI）です．SIは脈拍/収縮期血圧で定義され，正常値は0.5 〜 0.6程度，SI≧0.9で出血性ショックを考慮せよとされます．また，収縮期血圧が低下するのは，循環血液量の30％以上の出血を認めてからと一般的にいわれています（図）．血圧は収縮期血圧だけでなく脈圧，そして，そのほかのバイタルサインを総合的に判断すること，特に意識・呼吸もきちんと評価することが早期にショック患者を認知することに役立ちます．

　そのほか，assessment of blood consumption（ABC）scoreといって，収縮期血圧，脈拍（心拍数）に加えて，腹腔内出血を示唆するFAST陽性，受傷機転（穿通性外傷の有無）の4項目を評価し判断する指標がありますが，SIと比較すると感度は劣ります[3]．そのほ

か，trauma associate severe hemorrhage（TASH）score，traumatic bleeding severity score（TBSS）なども存在しますが，項目数が多く，初学者には煩雑な点もあるため，まずは以下のstepで判断していくとよいでしょう．

● step 1：バイタルサインのチェック

意識障害，呼吸数の上昇を認める場合にはいかなる症候，症状であってもまずい状況であると認識し，早期に介入する必要があります．これらに加え，SI≧0.9であれば，出血性ショックの可能性を第一に考えましょう．**年齢や薬剤の影響で心拍数の上昇を認めないこともあるため，SIのみでの判断は危険です．**

● step 2：出血部位と出血量の推定

外傷患者においては，受傷部位によって大まかな推定出血量が予想できます〔「外傷性出血」の図1（p.2195）を参照〕．受傷機転，身体所見，エコー所見から出血部位を推定し予測される出血量を概算しましょう．

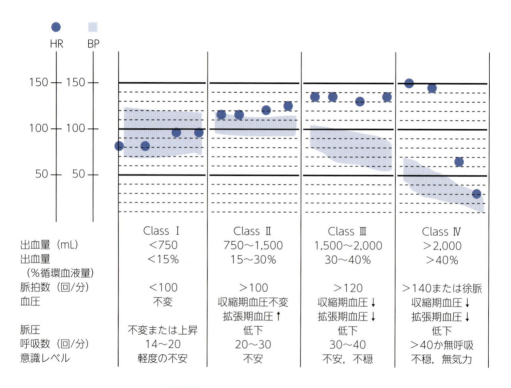

● **図** バイタルサインと出血量
体重70 kgを想定．
HR：heart rate（心拍数）
BP：blood pressure（収縮期血圧）
文献2より引用．

● step 3：ベッドサイド検査

多くの救急外来でベッドサイドでエコーが可能であり，また数分内に結果が判明する血液ガスも施行可能でしょう．エコーではFASTを1回だけでなく経時的に行うことで多くの情報が得られます．また，血液ガスを確認できれば，乳酸アシドーシスやHb値の経時的変化も即座に判断可能です．**エコーも血液ガス所見も初診時の1回のみではなく，時間経過における変化が重要です**．来院時には所見がわずかではっきりせずFAST陰性と判断したとしても，陽性へ変化することもあります．また，Hb値は濃度であるため急性の出血では低下しないことは説明するまでもないでしょう．

もちろん，胸部や骨盤部のポータブルX線は施行します（JATECは一読必須です[2]）．

4 What？：何を輸血？

出血性ショック患者に対して，最も重要なのはRBCです．しかし，失われた血液の中には赤血球以外も当然含まれており，多量に出血した場合や，薬剤の影響で凝固・線溶系が破綻している場合などは，RBC以外の血液製剤も考慮しなければなりません．

出血性ショックを認識して，「輸血はどうしたらいいの？」と迷っている時間はありません．救急隊から一報が入った段階で検討を開始し，遅くとも患者さんを診察した時点で即座に判断することが求められます．皆さんは，症例のような患者さんが来院したら"こうする"という戦略をもっているでしょうか？

1）大量輸血プロトコール

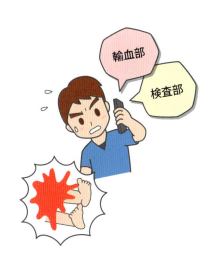

外傷による死亡の約40％は，大量出血，すなわち出血性ショックに対するマネジメントの遅れが原因です．また死亡例の多くは6時間以内，特に2時間以内に亡くなっており，早期に認識，対応する必要があるのです．早期治療介入を主眼として，止血前の低血圧管理，低体温の回避，トラネキサム酸の使用などとともに，事前に決めた血液製剤（RBC＋FFP）の投与を行う大量輸血プロトコール（**M**assive **T**ransfusion **P**rotocol：MTP）が推奨されています．MTPとは簡潔に言えば，「出血でヤバそうな患者さんに対して，事前に輸血する量や内容を決めておき，患者さんが来院したらすぐに輸血する」ことです．皆さんの施設では，出血性ショック患者を認識した際に，MTPを発動するルールがあるでしょうか．一度確認しておきましょう．MTPという名前は周知されていなくても，緊急で輸血が必要となった場合にとるプロトコールは院内の共通認識として誰もが把握しておくことが望ましいでしょう．

表2 緊急時の適合血の選択

患者血液型	RBC	FFP	PC
A	A＞O	A＞AB＞B	A＞AB＞B
B	B＞O	B＞AB＞A	B＞AB＞A
AB	AB＞A＝B＞O	AB＞A＝B	AB＞A＝B
O	Oのみ	全型適合	全型適合

文献6を参考に作成．

2）血液製剤の投与量

　一般的に，外傷患者が出血性ショックの状態であれば，RBC：FFP：PC＝1：1：1の投与が推奨されています（本来は海外と本邦の血液製剤の容量が異なるため，1：1：1.5程度ですが，ここでもシンプルに考えましょう）．とにかく，RBCのみ投与して安心してはいけないことがポイントです．FFP，PCも同程度必要だということを頭にいれておいてください．

　しかし，現実にはRBCは準備できても，それ以外は準備するのに時間がかかる場合や，投与できない状況も少なくないでしょう．事前に皆さんが働いている施設における血液製剤やストックを確認しておきましょう．理想と現実は往々にしてかけ離れているものです．

　MTPで実際に投与するRBC，FFPはそれぞれ6～10単位です（投与量は病院ごとに異なります）．大量出血というと，古典的には24時間にRBCが10単位以上必要であるということが定義づけされていましたが，最近では6時間以内に10単位以上必要な症例を指すことが推奨されています[4, 5]．

3）血液型がわからない！ どうする？

　患者さんごとに適した輸血をすることは当たり前として，超緊急で輸血が必要な場合にはどうすればよいでしょうか？ 具体的には患者さんが来るやいなやすぐに投与しなければならない状況，または夜間など交差適合試験ができない状況ではどうするべきでしょうか？ その場合には交差適合試験を省略し，ABO同型血を用いるしかありません．血液型すらわからなければABO異型適合血を用います（表2）[6]．アレルギー反応以外に溶血反応，そのほか，輸血関連の合併症〔輸血関連急性肺障害（transfusion-related acute lung injury：TRALI）〕などには，注意します．

5 How？：どのくらい輸血？

　MTPでは前述の通り6～10単位のRBC，FFPをオーダーしますが，多発外傷に伴う出血性ショック症例はいいとしても，消化管出血など「そこまでは…」という症例ではどうするべきでしょうか．「無駄にはしたくない，できれば最低限の輸血に留めたい」というのが本音です．また施設によっては限られたストックしかないことも少なくありません．

根拠をもって輸血をオーダーするために，以下のポイントを頭にいれておきましょう．

1）バイタルサイン

最も大切なのはやはりバイタルサインです．SI≧0.9の出血患者では輸血を考慮しつつ，まずは細胞外液の投与で推移を確認します．**輸液投与のみですみやかにSIが低下するようであれば輸血を急ぐ必要はありません．**

2）出血部位

外傷患者において，圧迫止血のみではコントロールが不可能な部位の出血であれば，すぐに止血は得られません．**推定出血量とともに，介入ができる時間を考慮して輸血をオーダーする必要があります．**

3）Hb値

Hb値は濃度であるため急性の出血では変化しませんが，経時的には確実に低下します．また，亜急性の経過であれば，以前のデータと比較し出血量は推定できるでしょう．例えば普段12 g/dLのHb値の患者さんが，来院時8 g/dLであれば，4 g/dLの低下を認めていることになります．4 g/dL上昇させるためには，最低でもRBCは6単位は必要です（表3）．実際には，正常値（普段と同じ値）と同様の数値を目標とするのではなく，7 g/dL程度で十分ですが，出血が持続している状況であれば，最低限この程度は準備し対応するのが現実的でしょう．

輸血に伴う予測値は計算できます．その場で計算する余裕はないと思うので表3〜5を携帯しながら必要時に使用してください．

おわりに

備えあれば憂いなし，です．外傷患者は数十年前と比較し減少しており，救命センターなど重症な外傷患者を主に扱う施設でない限り，年間何十例も経験するものではありません．しかし，前述した通り初療がきわめて大切であり，そのためには救急外来スタッフだけでなく，輸血部や検査部など多職種の連携が必須です．自分の家族が病院の目の前で大事故に巻き込まれ搬送されてきても対応できるように，病院全体でシミュレーションをしておきましょう．

表3 投与早見表：(照射)赤血球液〔(Ir-)RBC-LR〕投与時の予測上昇Hb値

(Ir-) RBC-LR-1 投与本数	体重 (kg)														
	5	10	15	20	25	30	35	40	45	50	60	70	80	90	100
1	7.6	3.8	2.5	1.9	1.5	1.3	1.1	0.9	0.8	0.8	0.6	0.5	0.5	0.4	0.4
2		7.6	5.0	3.8	3.0	2.5	2.2	1.9	1.7	1.5	1.3	1.1	0.9	0.8	0.8
3			7.6	5.7	4.5	3.8	3.2	2.8	2.5	2.3	1.9	1.6	1.4	1.3	1.1
4				7.6	6.1	5.0	4.3	3.8	3.4	3.0	2.5	2.2	1.9	1.7	1.5
6					9.1	7.6	6.5	5.7	5.0	4.5	3.8	3.2	2.8	2.5	2.3
8							8.7	7.6	6.7	6.1	5.0	4.3	3.8	3.4	3.0
10								9.5	8.4	7.6	6.3	5.4	4.7	4.2	3.8

(g/dL)

＊(照射)赤血球濃厚液 (Ir-) RBC-LR-1 の Hb 量 = 26.5 g/1本（日本赤十字社社内資料）で計算

$$予測上昇Hb値 (g/dL) = \frac{投与Hb量 (g)}{循環血液量 (dL)}$$

循環血液量：70 mL/kg 〔⇒循環血液量 (dL) = 体重 (kg) × 70 mL/kg/100〕

〔例〕体重50 kgの成人（循環血液量35 dL）に (Ir-) RBC-LR-2（Hb量 = 26.5 g × 2 = 53 g）を投与することにより、Hb値は約1.5 g/dL 上昇することになる．

文献1より引用．

表4 投与早見表：新鮮凍結血漿（FFP-LR 120/240/480）投与時の予測上昇凝固因子活性値
補充凝固因子の血中回収率を100％[＊1]とした場合

例)〈FFP-LR-120（約120 mL)〉

投与本数〔投与量(mL)〕[＊2]	体重 (kg)															因子	血中(生体内)回収率(%)
	5	10	15	20	25	30	35	40	45	50	60	70	80	90	100		
1 (120)	60	30	20	15	12	10	9	8	7	6	5	4	4	3	3	フィブリノゲン	50
2 (240)		60	40	30	24	20	17	15	13	12	10	9	8	7	6	プロトロンビン	40〜80
3 (360)		90	60	45	36	30	26	23	20	18	15	13	11	10	9	第V因子	80
4 (480)			80	60	48	40	34	30	27	24	20	17	15	13	12	第VII因子	70〜80
5 (600)			100	75	60	50	43	38	33	30	25	21	19	17	15	第VIII因子	60〜80
6 (720)				90	72	60	51	45	40	36	30	26	23	20	18	第IX因子	40〜50
7 (840)					84	70	60	53	47	42	35	30	26	23	21	第X因子	50
8 (960)					96	80	69	60	53	48	40	34	30	27	24	第XI因子	90〜100
9 (1,080)						90	77	68	60	54	45	39	34	30	27	第XII因子	—
10 (1,200)						100	86	75	67	60	50	43	38	33	30	第XIII因子	5〜100
																VWF[＊3]	—

(%)

$$予測上昇凝固因子活性値 (\%) = \frac{新鮮凍結血漿の投与量 (mL) \times 血中回収率 (\%)}{循環血漿量 (mL)}$$

循環血漿量：40 mL/kg〔70 mL/kg[＊2] × (1 − Ht/100)〕

＊1：血中回収率は目的とする凝固因子により異なる
＊2：循環血液量
＊3：VWF：von Willebrand factor（フォンヴィレブランド因子）

文献1より引用．

表5 投与早見表：(照射)血小板濃厚液〔(Ir-)PC-LR〕投与時の予測血小板増加数値

(Ir-) PC-LR 投与単位数	体重 (kg)													
	5	10	15	20	25	30	35	40	45	50	60	70	80	90	100
1	3.8	1.9	1.3	1.0	0.8	0.6	0.5	0.5	0.4	0.4	0.3	0.3	0.2	0.2	0.2
2	7.6	3.8	2.5	1.9	1.5	1.3	1.1	1.0	0.8	0.8	0.6	0.5	0.5	0.4	0.4
5	19.0	9.5	6.3	4.8	3.8	3.2	2.7	2.4	2.1	1.9	1.6	1.4	1.2	1.1	1.0
10		19.0	12.7	9.5	7.6	6.3	5.4	4.8	4.2	3.8	3.2	2.7	2.4	2.1	1.9
15			19.0	14.3	11.4	9.5	8.2	7.1	6.3	5.7	4.8	4.1	3.6	3.2	2.9
20				19.0	15.2	12.7	10.9	9.5	8.5	7.6	6.3	5.4	4.8	4.2	3.8

＊(照射)血小板濃厚液1単位〔(Ir-)PC-LR-1〕：含有血小板数 0.2×10^{11} 個以上　　　　(万/μL)

$$血小板輸血直後の予測血小板増加数 (/\mu L) = \frac{輸血血小板総数}{循環血液量 (mL) \times 10^3} \times \frac{2}{3}$$

循環血液量：70 mL/kg〔⇒循環血液量 (mL) =体重 (kg) × 70 mL/kg〕

〔例〕体重50 kgの成人(循環血液量3,500 mL)に(照射)血小板濃厚液5単位(1.0×10^{11} 個以上の血小板を含有)を投与すると、直後には輸血前の血小板数より 19,000 /μL以上増加することが見込まれる．
　　なお、1回投与量は、原則として上記計算式によるが、実務的には通常10単位が使用されている．
　　体重25 kg以下の小児では10単位を3〜4時間かけて輸血する．

文献1より引用．

■ 引用文献

1) 日本赤十字社：輸血用血液製剤 取り扱いマニュアル 2017年4月改訂版．2017
   http://www.jrc.or.jp/mr/relate/info/pdf/handlingmanual1704.pdf
2) 「改訂第5版 外傷初期診療ガイドラインJATEC」(日本外傷学会外傷初期診療ガイドライン改訂第5版編集委員会/編、日本外傷学会、日本救急医学会/監)、へるす出版、2016
3) Schroll R, et al：Accuracy of shock index versus ABC score to predict need for massive transfusion in trauma patients. Injury, 49：15-19, 2018
4) Colwell C：Initial management of moderate to severe hemorrhage in the adult trauma patient. UpToDate, 2017
5) Cantle PM & Cotton BA：Prediction of Massive Transfusion in Trauma. Crit Care Clin, 33：71-84, 2017
6) Napolitano LM, et al：Clinical practice guideline：red blood cell transfusion in adult trauma and critical care. Crit Care Med, 37：3124-3157, 2009

Profile

坂本　壮（So Sakamoto）

順天堂大学医学部附属 練馬病院 救急・集中治療科、西伊豆健育会病院 内科
救急科専門医、集中治療専門医、総合内科専門医
著書・「救急外来ただいま診断中！」中外医学社、2015
　　・「ビビらず当直できる 内科救急のオキテ」医学書院、2017
　　・「あたりまえのことをあたりまえに 救急外来 診療の原則集」シーニュ、2017

「第三者の評価を意識した生き方はしたくない．自分が納得した生き方をしたい」、イチローの言葉です．周囲からの評価は気にはなりますが、それ以上に自分の行動に後悔のないように、迷ったら「自分には厳しいかもしれない」という方の選択肢を選ぶようにしています．人生は一度きり、変革をチャンスと捉え、同志と乗り越えていきましょう．

特集 出血の診かた　もう救急で慌てない！

【出血関連で困ること】
知っていると役に立つ，地味に困る出血への対応
指尖部損傷・爪下血腫・腹直筋（鞘）血腫

武部弘太郎

① 圧迫止血で止まらない外出血にはアルギン酸塩含有の創傷被覆材を使用する！
② 爪下血腫の血腫ドレナージ／穿孔術は適応を考えてから行う！
③ 腹直筋（鞘）血腫などの筋肉内血腫では適切な評価／診断と治療選択を！

はじめに

「血が止まらない！」「（血腫で）痛い！」そんな患者さんたちに対して迅速な対応ができれば，喜ばれること間違いなし！ 救急外来を受診する，さまざまな出血患者への対応を一緒に学んでいきましょう．

1 指尖部切創（損傷）

症例1

家で炊事をしている最中にスライサーで指の先端をスライスしてしまった30歳代女性．水道水で洗っても，ティッシュで押さえても血が止まらないために救急受診（図1）．

初期対応にあたった研修医は「こういうのは圧迫が一番です．15分ガーゼで押さえていてください．後でまた確認します」と自慢げに説明して診察室を後にした．

15分後に診察室に戻り，「もう止まったと思いますよ」とガーゼを外すと再度出血が…女性はとても不安そうにこちらを見ている….　さぁ，どうする？

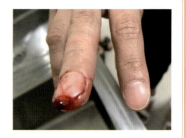

図1 スライサーによる指尖部切創
自験例．

[特集] 知っていると役に立つ，地味に困る出血への対応

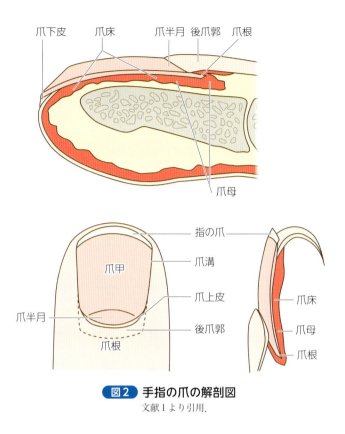

図2　手指の爪の解剖図
文献1より引用．

　指の先端を包丁やスライサーなどで鋭的に損傷したり，固いものに挟まれたり機械に巻き込まれるなどで鈍的に損傷したりなど，指尖部損傷の患者さんはさまざまな受傷パターンで救急外来を受診されます．ここでは主に汚染や骨露出などのない比較的軽傷例への止血対応について勉強します．

1）評価

　指尖部損傷の評価では，以下の点に注意します．その際には治療経過の確認のために，最初の状態を写真などで記録として残しておくことも大切です．

- 汚染の有無など一般的な創傷の評価
- 爪（爪甲・爪床・爪母など，図2）の損傷の有無
- 骨（主に末節骨）の損傷の有無（開放骨折の有無）：必要に応じてX線撮影

2）初期対応：待っていても止まらない！
　　　アルギン酸塩含有の創傷被覆材ですばやく処置を！

❶ 鎮痛

　痛みが強くて洗浄などの処置が困難であれば指ブロックを使用します．

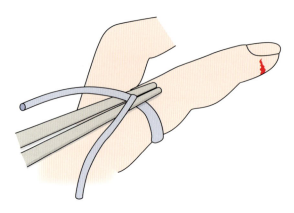

図3 ネラトンカテーテルによる駆血

❷ 洗浄

洗浄中は出血が続くことを患者さんに先に説明しておきます．石鹸などを用いて損傷部位だけでなく周囲も十分に洗浄しておきます．洗浄が終われば清潔ガーゼで損傷部位を覆います．

❸ 駆血

出血量が多い場合は駆血を併用します．具体的な駆血方法としては，指の基節部にネラトンカテーテルを強めに巻いてコッヘルで挟む方法（図3）やゴム手袋の指の部分の根本と先端を切ったものを指にはめて先端から基節部まで捲る方法（図4）などがあります．

❹ アルギン酸塩含有創傷被覆材の使用

指尖部損傷は圧迫のみでの止血は期待できないため，最初から止血効果があるアルギン酸塩含有の創傷被覆材（ソーブサン，カルトスタット®等）を使用します．創傷被覆材を創部に貼付して，上から非固着性のフィルムやドレッシング材を重ねたあとガーゼで覆います．創傷被覆材をそのままガーゼで覆うと乾いた際に創面に付着して，翌日以降の包帯交換時に再出血や疼痛などで難渋することがありますので，要注意です．

❺ 固定

ガーゼのさらに外から包帯で圧迫気味に固定をして終了です．

3）帰宅時の対応

基本的には感染予防の抗菌薬処方は不要です．汚染があるなどで適応があれば破傷風予防を行います．痛みを伴うことが多いため，鎮痛薬の内服を検討します．患者さんにはできるだけ心臓より高い位置に手を挙上するように説明します．もし，帰宅後に包帯が血で

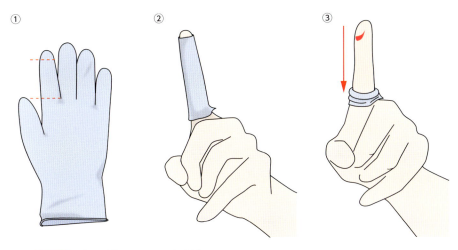

図4　ゴム手袋を用いた駆血法
① 少し小さめのゴム手袋を用意して，処置をしたい指の部分の根本と先端を切る．
② 切り取った部分を指にかぶせる．
③ 指の先端から基節部まで根本へ向けて捲る．
参考動画：https://www.skgh-er.jp/video/357/
（湘南鎌倉総合病院救急総合診療科/救命救急センター）

滲んでくるようなことがあれば，包帯は取らずにタオルなどでさらに上から押さえてもらいながら再受診するように伝えます．

4）フォローアップ

翌日〜2日後に再診で止血が確認できれば，あとはドレッシング療法で感染徴候（周囲の発赤，腫脹，熱感，疼痛の増強など）に注意しながら経過をみていきます．

2 爪下血腫（図5）

症例2
車のドアで右中指を挟んで受傷した20歳代男性．強い痛みがあり救急受診．初期対応にあたった研修医がX線で骨折がないことを説明して帰宅を指示したが，痛みが強くてその場から動こうとしない．さぁ，どうする？

受傷パターンは硬いもので指先を挟んだり，打ちつけたり，つま先を踏まれるなどさまざまです．爪下血腫は強い拍動性の痛みを生じ，鎮痛薬の内服のみではしばしば疼痛コントロールに難渋します．そんなときの対処法を勉強しましょう．

1）評価

まずはほかの損傷がないかを確認します．

- 伸筋腱損傷の有無：
  DIP関節（distal interphalangeal joint：遠位指節間関節）を完全に伸展させて確認
- 爪（爪甲・爪床・爪母など）の損傷の有無
- 骨（主に末節骨）の損傷の有無：必要に応じてX線撮影

2）初期対応：基本は安静と鎮痛薬！
　　　　　　それでも痛みがコントロールできないときには穿孔術を！

痛みが軽度であれば副子で安静を保ち，鎮痛薬を処方します．爪下血腫由来の痛みが強い場合は鎮痛薬内服のみでの疼痛管理が難しいことがあり，そんなときに穿孔術を行います（当然ですが，骨折など痛みの原因がほかにあれば穿孔術は効きません）．

※穿孔術は，感染リスクと術後の管理まで考えて適応を検討するべきです．また，処置そのものが痛みを伴うことも事前に患者さんに説明しなければいけません．

● 穿孔術（血腫ドレナージ術）

消毒後に，18G針の先端で爪甲に穴をあけます．このとき，錐で穴をあけるように回転させましょう．穿孔すれば手を止め，爪床を傷つけないようにします．針を強く押し当てると痛みが増強するだけでなく，穿孔した後に爪床を傷つけてしまうリスクが高くなるので要注意です．穿孔術は孔から血腫をドレナージできれば成功です．

※電気焼灼器や加熱したペーパークリップを用いて穿孔させる手技もありますが，慣れていないと危険です．

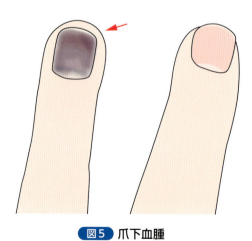

図5 爪下血腫

3）帰宅時の対応

基本的には感染予防の抗菌薬処方は不要です．孔から出血が続くことがあり，その場合はガーゼで圧迫気味に固定し，患者さんには心臓より高い位置に手を挙上するように説明します．止血が確認できていれば絆創膏でも構いません．また，1週間は感染予防のため，自宅では流水などでの洗浄と清潔を保つように指導を行います．そのときに「残っている爪はいずれ脱落しますが，数カ月以内に新しい爪が生えてきます」とあらかじめ説明しておきましょう．

4）フォローアップ

帰宅時に十分な説明ができていれば必須ではありません．止血の確認や感染徴候の確認が必要であればフォローアップします．

3 腹直筋（鞘）血腫

> **症例3**
> 激しい咳嗽の後から腹痛が出現し，痛みが増強して歩けないとして救急搬送になった60歳代女性．既往歴・内服歴・外傷歴などは特記事項なし．来院時のバイタルサインは安定しており，診察すると右下腹部に圧痛と腫瘤を認める．さぁ，どうする？

腹直筋（鞘）血腫（rectus sheath hematoma：RHS）は急激な腹直筋の収縮により血管（主に下腹壁動脈の分枝）が破綻することで起こり，腹直筋鞘内に血腫を形成します．腹痛の鑑別としてあがり，ERでは比較的稀に遭遇します．リスクファクターとしては表1があげられており，DOAC（direct oral anticoagulants：直接経口抗凝固薬）内服者の増加などもあり注意を要する疾患です．ここでは評価および診断と治療方針はどう決めるのかについて勉強しましょう．

表1　腹直筋血腫のリスクファクター

リスクファクター	備考
外傷	直接打撃によるもの　※ほかの外傷評価も必要
喘息・慢性閉塞性肺疾患（COPD）	咳嗽が誘因となることがある
抗凝固薬・抗血小板薬内服	休薬の可否は患者状態と投薬理由を合わせて総合的に判断を
女性・高齢者	筋肉量が少ないために出血部位が圧迫されにくい　※妊婦はさらにリスクが高くなる
基礎疾患	凝固障害，血液疾患，高血圧症，動脈硬化症，肝硬変，腎疾患，など

文献2より作成．

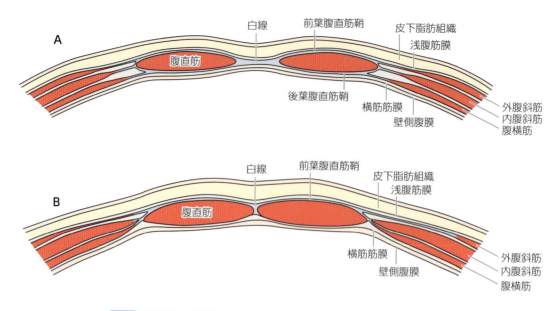

図6 前腹壁の横断面
A）上部，B）下部．
下部で後葉が欠如していることが，腹直筋血腫の好発する理由とされている．

1）評価・診断：急性発症で腹壁に腫瘤を触れたら腹直筋血腫を考える！

　病歴聴取では急性発症が多いとされています．外傷の場合はほかに損傷がないかを確認します．身体診察ではCarnett徴候とFothergill徴候，Bouchacourt徴候が有名で，血腫は腹直筋の下部に多い（図6）とされています．各徴候の判断基準は以下のとおりです．

- Carnett徴候：
  仰臥位で腹痛の最強点を触知し，軽く圧をかけた状態で手を乗せておきます．そこから身体を起こす動作（両腕を前胸部の前でクロスさせた状態で頭と肩を浮かせ，腹直筋を緊張させる）の際に痛みが変わらないか，増強すれば陽性．
  ※腹直筋血腫以外にも前皮神経絞扼症候群（anterior cutaneous nerve entrapment syndrome：ACNES）や糖尿病性神経障害など，痛みが腹壁や腹膜を貫通する神経由来の疾患で陽性になります．
- Fothergill徴候：
  仰臥位で触知できた腫瘤が坐位でも触知できれば陽性．
- Bouchacourt徴候：
  どの体位でも腫瘤が触知可能で，体位変換で腫瘤の位置が変化しなければ陽性．

　このほか造影CT検査で血管外漏出像を含めて評価し，診断していきますが，妊婦などでCT検査が躊躇される場合は超音波検査で代用します．また，出血の評価として血液検査で貧血の有無や凝固能などを確認します．

[特集] 知っていると役に立つ, 地味に困る出血への対応

表2 腹直筋血腫のBernaらによる分類と治療方針

Type	所見	治療方針
Ⅰ	血腫が小さく，筋肉内に限られる	保存的加療で外来通院も可能
Ⅱ	血腫は筋肉内だが，腹直筋と横筋筋膜のあいだにまで広がる．正中線を超えることもあるが，骨盤腔内には達しない	入院とし，患者さんの状態によって輸血・TAE・外科的治療を考慮する
Ⅲ	血腫が大きく，骨盤腔内に達する	入院とし，患者さんの状態によって輸血・TAE・外科的治療を考慮する

文献3より作成．

2）治療方針はどう決めるのか

　循環動態への影響が少なく，貧血の進行や血腫の増大もなければ，保存的加療（安静・鎮痛・圧迫・誘因に対する治療など）になります．

　造影CT検査で血管外漏出像があったからといって必ずしも経皮的動脈塞栓術（transcatheter arterial embolization：TAE）や外科的治療が必要とは限らず，適応については総合的な判断になります．抗凝固薬・抗血小板薬内服中の患者さんについては休薬が望ましいですが，休薬の判断は投薬理由とも合わせて行います〔「抗血小板薬・抗凝固薬を内服している人の出血」（pp.2207～2212）を参照〕．軽症例では外来通院も可能です．

　循環動態が不安定，あるいは貧血の進行や血腫の増大があれば，入院して輸液・輸血に加えてTAEや外科的治療について検討が必要です．

　また，腹直筋血腫をⅠ～Ⅲに分類して治療方針を提唱している報告もあります．表2，図6も参照してください．

※救急外来では腹直筋血腫以外にも腸腰筋血腫や臀筋血腫など他部位の筋肉内血腫にも遭遇することがあります．多少の違いはありますが，基本的な対応は似ています．

4 知っ得！ アドレナリン含有リドカイン塩酸塩の使いどころ

　救急外来では局所麻酔薬としてリドカイン塩酸塩（キシロカイン®）を使用する場面が多いですが，皆さんはリドカイン塩酸塩・アドレナリン注射剤（キシロカイン®注射液エピレナミン含有）を使用していますか？　また，どんな場面で使用していますか？

　私は使い分けについて説明するとき，研修医の先生達にまずこの2つの質問をして考えてもらっています．

> Q. リドカイン塩酸塩とリドカイン塩酸塩・アドレナリン注射剤では…
> ① どちらの方が，極量（使用できる量）が多いでしょうか？
> ② どちらの方が，作用時間は長いでしょうか？

　考えるポイントはアドレナリンが血管収縮作用をもつという点です．血管収縮により薬

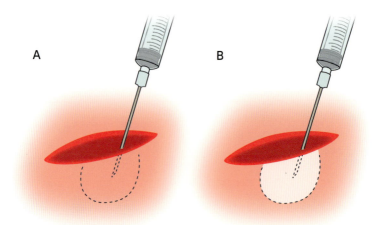

図7 リドカイン塩酸塩とリドカイン塩酸塩・アドレナリン注射剤との皮膚色変化の違い
A）リドカイン塩酸塩液の投与．
B）リドカイン塩酸塩・アドレナリン注射剤の投与．

物の血中への移行が遅くなり，極量が増えて，作用時間も長くなります．また，この血管収縮作用から止血効果が期待でき，出血が持続して視野が確保しにくい処置などではよく使用されます．

　アドレナリンを含むことで禁忌（薬剤使用の禁忌と使用部位の禁忌：詳細は添付文書をご確認ください※）となる症例は増えますが，適応となる症例では利点は多いです．

※添付文書に記載はありませんが，口唇挫創では使用しないように指導しています．麻酔部位が蒼白になり，赤唇縁の境界がわかりにくくなるからです．一方で，この反応を利用することもあります．例えば，小児の処置などで麻酔が効いているのに嫌がっているのか，麻酔が不十分で痛がっているのかわかりにくいときに，リドカイン塩酸塩・アドレナリン注射剤を使用すると麻酔薬が浸潤している範囲が蒼白になり，見た目でわかりやすくなります（図7）．

　使い慣れない先生もいらっしゃるかもしれませんが，適応を考えて使用すれば皆さんの診療の幅が広がること間違いなし！

おわりに

　救急外来にはさまざまな患者さんが来院されます．「知っていると役に立つ」小技や知識の引き出しが多くなってくると楽しみや学びがさらに増えてくると思います．また，一見難しそうな症例でも，それらを合わせて考えたり，応用させることで解決できることもあります．そうなるためには，症例1つ1つを大切にして，患者さん1人1人と真摯に向き合い，少しずつ積み重ねていくことを心がけることが大切です．

■ 引用文献

1) 「マイナーエマージェンシー 原著第3版」（Buttaravoli P/著，大滝純司/監訳，齊藤裕之/編），医歯薬出版，2015
2) Rosen M & Haskins IN：Rectus sheath hematoma. UpToDate, 2017
3) Berná JD, et al：Rectus sheath hematoma：diagnostic classification by CT. Abdom Imaging, 21：62-64, 1996
4) Hatjipetrou A, et al：Rectus sheath hematoma：a review of the literature. Int J Surg, 13：267-271, 2015
5) 大江隆史：手指外傷の初期対応．「特集 ERの現場において遭遇する機会の多い運動器疾患」，レジデント，9：10-17，2016

Profile

武部弘太郎（Kotaro Takebe）
京都府立医科大学 救急医療学教室
専門：救急医学
若手救急医の集まりであるNPO法人「EM Alliance」や京都府医師会の「若手医師WG」などを通じて救急医療の普及と若手救急医の育成に取り組んでいます．今年度は「救急セミナー in 近畿」「京都若手救急セミナー」「救急フェス」などの研修会の開催にもかかわり，『楽しく学び・交流する』を合言葉に活動しています．皆で日本の救急医療をもっと盛り上げていきましょう！！

Book Information

レジデントノート増刊 Vol.18 No.11
外傷の診かた
重症でも軽症でも迷わず動ける！

編集／田中 拓
□ 定価（本体 4,500円＋税） □ B5判 □ 244頁 □ ISBN978-4-7581-1576-6

- 重症時の動き方と考え方，隠れた重症を見落とさないコツを伝授！
- 軽症時に役立つ手技もわかりやすく解説！
- コンサルトのタイミングもおさえて，この1冊で外傷診療に自信がつく！

重症も軽症も，外傷診療の悩みはこれ1冊でまとめて解決！

発行 羊土社

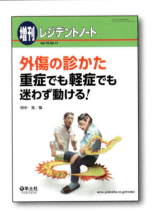

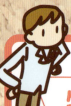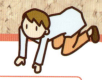

レジデントノート

特集関連バックナンバーのご紹介

2017年8月号(Vol.19 No.7)

やさしく考える
抗血栓薬・止血薬

凝固・線溶の基本から、
病態ごとの使い分けまで

神田善伸／編

定価 2,000円＋税
ISBN 978-4-7581-1590-2

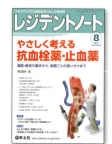

- 血栓凝固の機序をイラストを用いつつ説明されており，イメージしやすくわかりやすかったです．
- 疾患別で薬剤の使い方もまとめてあって，今後辞書がわりに参考にできると感じました．

2017年6月号(Vol.19 No.4)

急変につながる
危険なサインを
見逃すな！

病棟コールへの動き方を教えます

坂本　壮／編

定価 2,000円＋税
ISBN 978-4-7581-1587-2

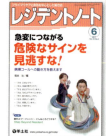

- 病棟からくるナースコールに対してどう考え，どう初期対応すればよいのかを症状別に具体的に学ぶことができました．
- ショックの対応など，救急時の対応について復習できてよかったです．

2017年1月号(Vol.18 No.15)

もしかして結核！？
疑う，診断，
対応，治療

注意すべき病歴，検査のみかた，
隔離判断などを教えます

岡　秀昭／編

定価 2,000円＋税
ISBN 978-4-7581-1580-3

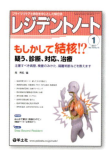

- クリニカルクエスチョンに沿った，実践的な内容でした．
- この特集を参考にして，ひとまずは隔離解除まで行うことができた．

2016年8月号(Vol.18 No.7)

救急外来
この判断・説明なしに
帰してはいけない

西川佳友／編

定価 2,000円＋税
ISBN 978-4-7581-1572-8

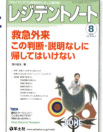

- 症候別に書いてあるのがよかった．特に整形，小児まであったのはいい．説明できるようにするために逆に診察のポイントも絞れる．非常に満足する内容．

特集とあわせてご利用ください！

詳細は www.yodosha.co.jp/rnote/index.html

最新情報もチェック ➡ **f** residentnote   **@Yodosha_RN**

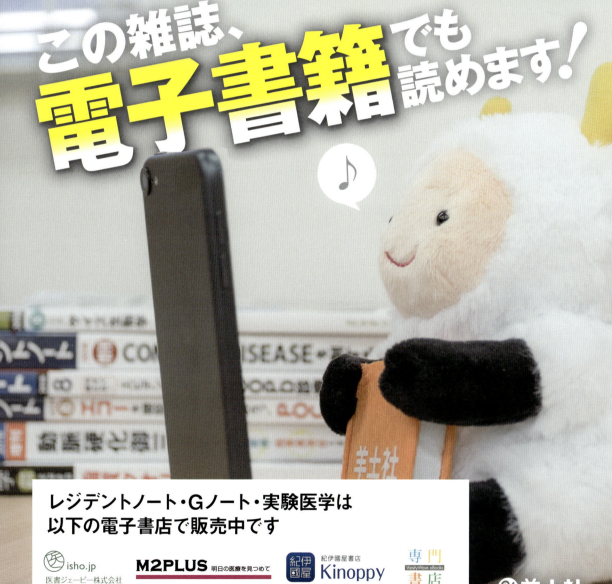

患者を診る 地域を診る まるごと診る
総合診療のGノート
General Practice

- 隔月刊（偶数月1日発行）
- B5判
- 定価（本体 2,500円＋税）

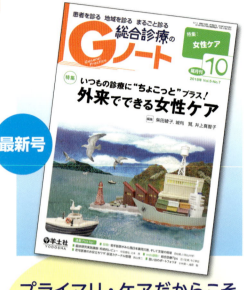

最新号

2018年10月号（Vol.5 No.7）

いつもの診療に"ちょこっと"プラス！外来でできる女性ケア

編集／柴田綾子，城向　賢，井上真智子

- 風邪からはじめる 女性診療
- 学校生活からはじめる 女性支援
- 更年期症状からはじめる 女性支援
- 内診なしでできる 妊婦さん・お母さんケア
- 問診でできる！プライマリ・ケア現場での妊活支援
- 職場からはじめる 働く女性支援 〜妊娠出産編
- 職場からはじめる 働く女性支援 〜治療と仕事の両立支援編
- 一歩進んだ女性のメンタルヘルスケア
- 内科からはじめる 女性の健康増進
- 在宅診療でできる！女性ケア 〜子宮留膿症を例に
- 診療所でできる！帯下異常へのアプローチ

プライマリ・ケアだからこそできる**女性の不調・悩みへの対応のコツを伝授！**

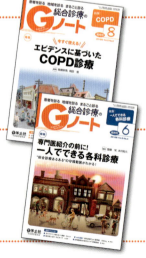

8月号（Vol.5 No.5）
今すぐ使える！
エビデンスに基づいたCOPD診療
南郷栄秀，岡田　悟／編

6月号（Vol.5 No.4）
専門医紹介の前に！
一人でできる各科診療
"総合診療あるある"の守備範囲がわかる！
齋藤　学，本村和久／編

次号予告

2018年12月号（Vol.5 No.8）

テーマ **睡眠問題，スッキリ解決！**（仮題）
〜よくある「眠れない」へのアプローチ〜

森屋淳子，喜瀬守人／編

発行 ⑨羊土社

連載も充実！
総合診療で必要なあらゆるテーマを取り上げています！

忙しい診療のなかで
必要な知識を効率的に
バランスよくアップデートできます！

聞きたい！ 知りたい！ 薬の使い分け
日常診療で悩むことの多い治療薬の使い分けについて，専門医や経験豊富な医師が解説します！患者さんへの説明のコツも伝授！

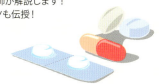

ガイドライン早わかり
（横林賢一，渡邉隆将，齋木啓子／編）

総合診療医が押さえておくべき各種ガイドラインのポイントをコンパクトにお届けします！

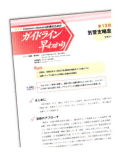

なるほど！ 使える！ 在宅医療のお役立ちワザ
在宅医療の現場で役立つツールや，その先生独自の工夫など，明日からの診療に取り入れたくなるお役立ちワザをご紹介！

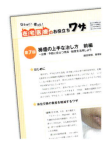

誌上EBM抄読会
診療に活かせる論文の読み方が身につきます！
（南郷栄秀，野口善令／編）

エビデンスを知っているだけでなく，現場での判断にどう活かしていくか，考え方のプロセスをご紹介します．実際のEBM抄読会を誌上体験！

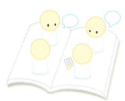

優れた臨床研究は，あなたの診療現場から生まれる
（福原俊一／監修　片岡裕貴，青木拓也／企画）

研究をやりたいけれど「何から始めればよいかわからない」「上手くいかない」など，不安や悩みをもつ方へ！臨床現場でどう実践するか，実例をもとに解説！

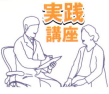

どうなる日本!? こうなる医療!!
これからの医療をめぐる環境がどう変わっていくのか，医療提供システムはどのように変わっていくべきかなど，さまざまなテーマを取り上げます！

思い出のポートフォリオを紹介します
印象に残ったポートフォリオの実例を難しかった点・工夫した点などにフォーカスしてご紹介いただくコーナー．ポートフォリオ作成・指導のヒントに！

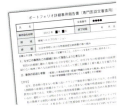

みんなでシェア！ 総合診療Tips
総合診療の現場で今から使える＆ずっと役立つTipsを，全国各地の専門医プログラムがリレー形式で紹介．各プログラム一押しのTipsを，みんなでシェアして，レベルアップ！

本コーナーはWebでもお読みいただけます！ ➡ QRコードからGO！

年間定期購読料　国内送料サービス

通常号（隔月刊6冊） 定価（本体15,000円＋税）	通常号（隔月刊6冊）＋増刊（増刊2冊）	定価（本体24,600円＋税）
通常号＋ WEB版 ※ 定価（本体18,000円＋税）	通常号＋ WEB版 ※ ＋増刊	定価（本体27,600円＋税）

※WEB版は通常号のみのサービスとなります

詳細は www.yodosha.co.jp/gnote/
最新情報もチェック ➡ 📘 gnoteyodosha　🐦 @Yodosha_GN

ケースレポートを書いてみよう！
~立ち止まらず書くためのコツ~

江口和男

★ポイント
- 「学会で発表した症例は，ケースレポート（症例報告）を書くものだ」という意識をもつ
- 学会発表の準備の段階からケースレポートの下準備をする
- はじめから完成させようと思わず，まずはフリーライティングする
- 発表する症例の"ウリ"から骨組みをつくる

● はじめに：ケースレポート（症例報告）とはどんなものか

　ケースレポートは，経験した症例のうち，珍しい症例，病態として示唆に富むもの，または新しいチャレンジとして行った治療法などを1例であっても記録に残すためのものである．まだ一般化されていない診断，治療，これまでの知見とは異なるものなどを記録として残すことによって，後々，医学の世界全体にとってとんでもない貢献をすることもありえる．例えば，有名なたこつぼ心筋症の第一報は広島の一般病院に勤務していた循環器内科医により日本語で書かれたケースレポート[1]であった．ケースレポートは類似の疾患を診て悩んでいる医師にとって貴重な資料になるだけではなく，書いた医師が経験したことをきちんとまとめられるという証拠にもなり，その人の業績にもなる．そして，それはやがて科研費に応募する際も，研究を文章としてまとめる能力の一指標となり役立つ．

　しかし，若手医師が地方会などで学会発表してもそれをケースレポートにまでしないでいることが多い．そこで本稿ではどのようにすれば貴重な一例をきちんとケースレポートの形にできるのか，コツを伝授する．

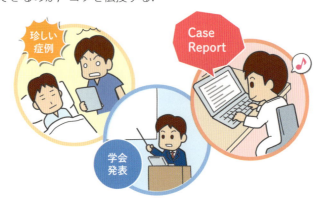

● ケースレポートをうまく完成させるには

具体的には，例えば以下のような段階に分けて徐々に仕上げていく．

🖉 1）学会発表の準備の段階からケースレポートの下準備をする

通常，学会発表の直前は，発表症例についての理解が深まっており，文献の知識もピークになる．このタイミングを逃し，学会発表後に改めて準備にかかろうとすると日常業務に忙殺されてしまい結局書けずに終わってしまう．だからといって，学会発表の準備でさえアップアップ状態のときにケースレポートの準備にまで手が回らないと言われるかもしれない．それを解決するコツは次の2つである．

- パーツに分ける（イントロダクション，ケースプレゼンテーションなど）
- 全部やろうとせず，半分をめざす

すなわち，一気にその仕事を終わらせようとせず，まずは半分くらいを仕上げるつもりでやれば，取りかかるのも気分的に楽になるということである．具体的には次のようにして取りかかっていく．

- 学会発表用に集めた文献をもとに，日本語でイントロダクションを作成
- 学会発表用のスライドから必要な図と表を暫定的に選ぶ

この段階では，イントロダクションにあてる文献は大雑把に［Tanaka 2016］のように，文中に示す程度にする．

🖉 2）ケースプレゼンテーション（症例提示）の部分を作成

ここもまずは日本語でかまわない．立ち止まらず，細かい部分は気にせずどんどん書いていく．わからない場合は，とりあえず退院サマリーと同じような書き方でもO.K.

🖉 3）発表する症例の"ウリ"から骨組みをつくる

ウリは学会発表の準備の際に吟味するのでその内容でO.K. これもあまり立ち止まらず暫定的でよい．discussionの最初の1〜2行ではこの症例の概要を記載する．続いて，症例の臨床的なポイントを2〜3あげ，discussionの各パラグラフのタイトルをつけることによって骨組みをつくる．

例えば，妊娠高血圧で判明した原発性アルドステロン症の症例を報告した［Eguchi 2014］[2]の一番のウリは妊娠高血圧症候群というきわめてハイリスクの妊婦であっても的確に原因を究明し，適切な治療を行うことにより2回目の妊娠はうまくいき，患者さんの希望を叶えることができたという点である．このため，discussionでのポイントは以下の3点とした．

> ① 原発性アルドステロン症の診断の難しさ
> ② 出産後，副腎摘除により次の妊娠経過が良好であったこと
> ③ 妊娠中の原発性アルドステロン症の特殊性

　この3点をdiscussionの各パラグラフのタイトルとし，まずは思いつくままに各タイトルの下に本文を埋めていく．書き方として第一文にそのパラグラフで一番言いたいこと，最後の文はその文の言い換え，中間はそれらを支持する内容，文献的考察などを書く．

4）英語に直していく

　日本語で書けたら次は英文にしていく．医学英語に特有の表現があるため，類似の話題を扱ったケースレポートを見本にして，表現や表記を真似しながら作成していく．書き方がよくわからない場合はbroken Englishでかまわない．内容がわかれば中学生レベルの英語で十分．ただし，チェックする側が意味を読みとれなくなるため，Googleなどの自動翻訳機能は絶対に使わない．

5）指導医とのキャッチボール開始

　ビギナーであれば，論文が仕上がるまでだいたい10回以上のチェック→修正がくり返される．この過程で多くの考え方や技を学んでいく．指導医を実際に論文を投稿したときのreviewerだと思って，誠実に対応しよう．論文はケースレポートであっても多大なエネルギーが必要とされる．それを多忙ななかで行うため，途中で根気がなくなり投げ出さないように気をつける必要がある．

6）仕上げ

　ドラフトができたら共著者の意見も聞いて，修正点があったら誠実に対応する．初歩的なスペルミスや表記ミスがある論文は，thin paperとみなされ，それだけでrejectされる理由となる．何度も修正しながらdetailにも気をつけてケースレポートを完成させよう．

　ここまで述べてきたように，論文作成は真の意味での深い思考を要する作業は多くなく，執筆作業の大半はmuscle workである．書き方よりもむしろ，適切なタイミングで，自分をどうコントロールして執筆作業に向かわせるかということが第一段階であると思われる．また，一度立ち止まると次に歩きだすのに大きなエネルギーが必要であるため歩き続けた場合よりもトータルに必要とされる労力や時間が増えてしまう．開始した場合は空き時間を見つけてなるべく間隔を空けずに"完成へ向かって歩き続ける"ことが大事である．

● 研修医の先生方へのメッセージ

　学会発表を経験すると日常臨床の見えかたが変わり勉強になります．さらにもうひと頑張りしてケースレポートを書きませんか．ケースレポートは自分が苦労して診た症例を形として残すことで，同じような症例を診ている世界中の人々がそれを参考にすることができます．多忙な科を回っているときはなかなか大変かもしれませんが，症例をきちんと診る癖がつき，発表することで論理的思考の形成や理科系の文章を書くトレーニングになります．

　私が地域の一般病院で内科主治医として受けもった症例[3]を同僚の若い先生がケースレポートにしたところ，何と少し前のUpToDateに引用されていました（現在はわかりません）．このように，先生たちが現在診ている症例をケースレポートにすると世のなかに貢献することになるのです．

　一方，指導する側はそれなりの労力が必要です．日頃から研修医にケースレポートの指導をしている先生はさほど労力とは感じないかもしれませんが，ときどきリマインドしてくれて，しかも指導に関して熱意のある先生でないといつの間にか立ち消えになってしまいます．初期研修，後期研修の施設選びには若い先生にケースレポートをどれだけ書かせているかという点も，いい指導を受けられるかどうかの参考になるのではないでしょうか？

引用文献

1）土手慶五，他：心筋疾患 たこつぼ型心筋症．「日本臨床 別冊循環器症候群III」（岡田了三/編），pp166-169，日本臨床社，1996
2）Eguchi K, et al：An adverse pregnancy-associated outcome due to overlooked primary aldosteronism. Intern Med, 53：2499-2504, 2014
3）Koutaki Y, et al：Carcinomatous lymphangitis mimicking pulmonary thromboembolism. Jpn Circ J, 65：683-684, 2001

Profile

江口和男（Kazuo Eguchi）

埼玉医療生活協同組合 羽生総合病院 内科部長

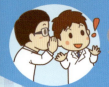

臨床検査専門医がコッソリ教える…検査のTips!

シリーズ編集／五十嵐 岳（聖マリアンナ医科大学 臨床検査医学講座）

第21回 動脈血ガス分析はどんなときに行うの？

東條尚子

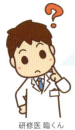

先生，先日指導医の先生から"臨くん，患者さんの動脈血ガス分析をやっておいてくれる？"と言われ，動脈血採血を行ったのですが…採血時の痛みで患者さんから苦情を言われてしまいました．その際に思ったのですが，動脈血ではなく静脈血で分析することはできないのでしょうか？

研修医 臨くん

動脈からの採血は，患者さんにとって痛みを伴う検査だけど，動脈血でないとわからない情報があるんだ．どんなときに動脈血ガス分析が必要になるのか解説するね！

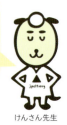

けんさん先生

 解説

● 血液ガス分析で測定する項目

　血液ガス分析は，自動血液ガス分析装置を使って測定を行うよ．動脈血ガス分析（空気呼吸下）の代表的な測定項目と基準範囲を表1に示したのだけれど，ガス（酸素と二酸化炭素）以外にpHや重炭酸イオン濃度（HCO_3^-）なども含まれているよ．これらの項目のうち，pH，酸素分圧（PO_2），二酸化炭素分圧（PCO_2）は電極法で実測，HCO_3^-は，pHとPCO_2から演算しているんだ．BE（base excess）は，37℃，PCO_2 40 Torrのとき，1 Lの血液のpHを7.4に戻すために必要な酸（ないし塩基）の量．代謝性因子を定量化した指標でpH，PCO_2，Hbから演算するよ．オキシメータを含む装置では，酸化ヘモグロビン濃度（O_2Hb）と還元ヘモグロビン濃度（RHb）を実測できるので，これらから酸素飽和度（SO_2）を演算しているよ．

表1 動脈血ガス分析の測定項目

測定項目	単位	基準範囲（空気呼吸下）	測定方法
pH		7.35〜7.45	電極法
PaO_2	Torr	80〜100	電極法
$PaCO_2$	Torr	35〜45	電極法
HCO_3^-	mEq/L	22〜26	pHと$PaCO_2$から演算
BE	mEq/L	−2〜+2	pH，$PaCO_2$，Hbから演算
SaO_2	%	96〜99	O_2Hb，RHbから演算

表2 動脈血ガス分析の測定を行う場合

呼吸性の要因	・呼吸不全が疑われるとき ・人工呼吸管理設定の変更や継続を確認するとき ・過換気を呈する病態が疑われるとき（過換気症候群など）
代謝性の要因	・腎不全 ・腎不全以外で代謝性アシドーシス（糖尿病性ケトアシドーシス，乳酸アシドーシス，尿細管性アシドーシスなど）が疑われるとき ・代謝性アルカローシス（大量の嘔吐など）が疑われるとき

どんなときに動脈血ガス分析が必要なのか

　動脈血で呼吸（酸素化と換気）と酸塩基平衡状態を確認できるので，表2のような場合に測定するんだ．動脈血酸素飽和度（SpO_2）を非侵襲的・連続的に測定するパルスオキシメータが日常臨床でよく使われているよね．SpO_2によって酸素化能はわかるけれど，肺胞換気が十分かどうかはわからない．肺胞換気が十分かどうかを確認するには$PaCO_2$が必要で，上昇していれば肺胞低換気，低下していれば肺胞過換気と判断できる．呼吸不全が疑われる場合は，動脈血ガス分析を行って$PaCO_2$を確認し，**Ⅰ型呼吸不全**なのか**Ⅱ型呼吸不全**なのかを判定する必要があるんだ．また，**酸塩基平衡障害**や**代償作用**の有無を把握すれば，呼吸性なのか代謝性なのか，急性のものか慢性的なものかも判別することが可能だよ．

静脈血で測定してもいいの？

　呼吸状態は動脈血でなければ評価できない．静脈血は末梢組織で酸素が消費されて減少し，産生された二酸化炭素が加わるので呼吸状態の把握はできないんだ．しかし，慢性腎不全の通院継続時などHCO_3^-を知りたい場合は静脈血の濃度から推定ができるので〔静脈血HCO_3^-は動脈血よりわずかに高い（2 mEq/L程度）〕，血液生化学などの検査と一緒に静脈から採血して測定することで，おおよその評価が可能だよ．

動脈血ガス分析は，呼吸状態（酸素化と換気）と酸塩基平衡障害の有無を調べるために行うよ！

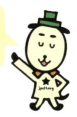

※臨床検査医学会では，新専門医制度における基本領域の1つである臨床検査専門医受験に関する相談を受け付けています．専攻医（後期研修医）としてはもちろん，非常勤医員や研究生として研修に通うことでも受験資格を得ることができます．専攻した場合のキャリアプランならびに研修可能な施設について等，ご相談は以下の相談窓口までお気軽にどうぞ！！
日本臨床検査医学会 専門医相談・サポートセンター E-mail：support@jslm.org

※連載へのご意見，ご感想がございましたら，ぜひお寄せください！また，「普段検査でこんなことに困っている」「このコーナーでこんなことが読みたい」などのご要望も，お聞かせいただけましたら幸いです．rnote@yodosha.co.jp

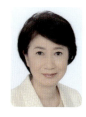

今月のけんさん先生は…
東京都教職員互助会三楽病院の東條尚子でした！
私は呼吸生理が専門です．臨床検査専門医にはさまざまな分野の先生がいます．あなたが興味をもてる分野もきっと含まれています！

日本臨床検査医学会 広報委員会
レジデントノート制作班：五十嵐 岳，小倉加奈子，木村 聡，田部陽子，千葉泰彦，増田亜希子

臨床検査専門医を目指す方へ

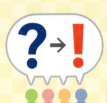

みんなで解決！病棟のギモン
研修医の素朴な質問にお答えします

監修／香坂 俊（慶應義塾大学医学部循環器内科）

11月号のテーマ　抗核抗体
1月号のテーマ　ステロイド（応用編）

第33回　グラム染色の使いどき

宇野俊介

本コーナーは初期研修医が日常臨床のなかで感じた**素朴な疑問**について，そのエッセンスを読みやすく解説するシリーズです．さて，今回はどんな質問が登場するでしょうか．

？ 今回の質問
グラム染色って手間がかかるんですが，どんなときに役に立つのでしょうか？　初期研修医が行う意味はありますか？

！ お答えします
- 培養検査は正確な菌名がわかるけれど時間がかかる，一方グラム染色は迅速に結果が出て，菌の量も見た目で判断できる．それぞれの検査の特色を理解することが重要だ
- グラム染色は感染症診療における「原因微生物を推定する」ということに関して，目で見て確認ができる重要な検査だ．グラム染色の限界を知りながら，診療に生かしていくことで，結果的に感染症診療が上達する
- 慣れれば15分くらいでできるので，検体を得たら積極的に行おう

なかなか解熱しない患者さんがやってきた

～ある日の救急外来～

研修医：先生，先ほど発熱を訴えて救急を受診された85歳の女性の検査結果が出ました．2日前に発熱があって，近医で尿路感染症といわれて，レボフロキサシンを処方されたけれど熱が下がらず，娘さんと一緒にいらっしゃった方です．

指導医：おお，ありがとう．先生は，病歴や身体所見から発熱の原因については何だと考えているかな？

研修医：上気道症状や胸部・腹部の所見などもはっきりしませんが，右のCVA（costovertebral angle：肋骨脊柱角）叩打痛が陽性なので，やはり腎盂腎炎ではないかと思います．明らかに悪化しているわけではないようですが，改善もないみたいで受診されています．食欲もあまりないようでした．

指導医：そうか，治療が始まっているけどどうして熱が続いているんだろう？

研修医：腎盂腎炎では確か，3日くらい熱が続くことがあると思います．これから解熱していく可能性もあるのではないかと思いますが．

指導医：なるほど．他にはどんな可能性が考えられるかな？

研修医：腎膿瘍や，尿路閉塞で解熱に時間がかかっているという場合もあると思いますが，腹部エコーで右腎には膿瘍を疑う影や水腎症はありませんでした．あとは耐性菌で抗菌薬が効いていないという可能性もあるでしょうか．

指導医：素晴らしい．まるで教育系雑誌の原稿みたいだ．確かに治らない感染症の原因として尿路閉塞や膿瘍などのドレナージが必要な病態を除外することは必要だし，腹部エコーではその可能性はあまり高くないということだね．

研修医：はい，もうしばらく経過をみて，発熱が続くようであれば再受診ということでもいいでしょうか．でも，原因微生物がレボフロキサシンに耐性かどうかは気になります．

指導医：そうだね．血液検査の結果からは脱水が疑われるし，食欲がないようだと少し心配だね．原因微生物もはっきりしていないし，抗菌薬が効いているのかどうかも判断が難しいね．こういうときどうしたらいいと思う？

研修医：難しいですね．尿培養を採るとかですか？

指導医：尿培養は採ってもいいけど，結果が出るまで2〜3日かかるだろう？ その間にこの患者さんの状態が悪化しても困るよね．もう少し尿中の原因微生物の情報をすばやく判断する方法はないかな？

研修医：わかりました！ 尿の塗抹のグラム染色でしょうか？

指導医：その通りだ．研修のオリエンテーションで説明があったよね？

研修医：はい，自分であまり染色する機会がないので忘れていました．

指導医：こういうときには尿のグラム染色が威力を発揮するから，今から一緒に染めに行こう．

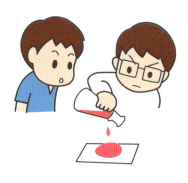

〜15分後〜

研修医：先生，手際いいですね．こんなに短時間でできるものなんですね．

指導医：最初は時間がかかるかもしれないけど，慣れればそんなに時間かけずに染められるようになるよ．患者さんの検査結果を待っている間などでできちゃうから，今後も積極的に行っていこう．

研修医：はい，そのようにします．

表1 ● グラム染色と培養検査の比較

グラム染色	培養検査
所要時間15〜30分	所要時間2〜3日
見た目で菌の量が判断できる	菌量の判断には向いていない
菌名は形態から推定	菌名同定が可能
薬剤感受性はわからない	薬剤感受性検査を行える

グラム染色で判断してみよう

研修医：今回の患者さんの尿はどうでしょうか．

指導医：先に見て，所見を教えてくれるかな？

研修医：はい，ではお先に失礼します．えーと…なんだか全体的に薄いピンクに染まっていますが，菌は見つからないですね，探し方が悪いんでしょうか？

指導医：ちょっと見せてくれるかな？ いやいや，先生の探し方の問題ではなくて，本当に菌はいないようだよ．おそらく処方されたレボフロキサシンが効いて，菌がいなくなっているんだね．

研修医：そういうことですか．では，炎症はまだ残っていても，菌がいなくなっているようであれば今後解熱していく可能性が高いということでしょうか．

指導医：その通りだ．なので，この患者さんと娘さんにはそのように説明して，自宅で様子をみていただくことにしようか．

研修医：なるほど，グラム染色を使うとその場で今後のマネジメントをどうしたらよいか判断できるわけですね．培養検査とグラム染色との違いをまとめると，表1のような感じでしょうか？

指導医：そうだね．どちらも感染症診療においては重要な検査なので，それぞれの特徴を理解して活用していけるといいね．特にグラム染色は菌名はわからないけど迅速性があり，見た目で菌が多いか少ないか判断できるので，今回のように治療効果判定に使用することもできるよ．

研修医：ちょっと手間がかかりますが，このように目で見て確認できれば自信をもって判断できますね．

指導医：とりあえず，患者さんにはこれから解熱することが期待されることを説明しよう．その後，グラム染色での菌名推定ついて少し復習しようか．

グラム染色での形態による菌名推定

研修医：患者さんに説明してきました．今日みたいにグラム染色も一緒に見てもらえると勉強になります．でも，なかなかそういう機会がないのですが，どうしたらよいのでしょうか．

指導医：指導医がおらず，塗抹を見慣れないときは，グラム染色の情報をもとに臨床的な判断をするのは最初は難しいかもしれないね．でも積極的に塗抹グラム染色を見ることが大事だと思うよ．そして，塗抹を見て培養検査の結果を想像することが重要だ．最初は菌名を推定することが難しくても，だんだん形態からある程度推定できるようになるよ．

研修医：菌名を推定するときのポイントとかあるんでしょうか？

みんなで解決！病棟のギモン

表2 ● グラム染色の形態による分類と推定される菌

	形態	イラスト	写真（1,000倍）	推定される菌
グラム陽性球菌	ブドウ状集塊状			ブドウ球菌 ・黄色ブドウ球菌 ・コアグラーゼ陰性ブドウ球菌
	連鎖（レンサ）状			レンサ球菌 ・*Streptococcus*属 ・肺炎球菌 ・腸球菌 （菌によって連鎖の長さは異なる）
グラム陰性桿菌	やや太め			腸内細菌科細菌 ・大腸菌 ・クレブシエラ ・エンテロバクターなど
	やや細め			ブドウ糖非発酵菌 ・緑膿菌 ・アシネトバクター ・ステノトロフォモナスなど

指導医：まずは表2のように形態で分けて考えてみよう．これだけでも，使用する抗菌薬がずいぶん変わってくるよ．

研修医：なるほど．以前，喀痰の塗抹を見る機会があったのですが，口腔内常在菌が混じってしまって，見ても解釈が難しかったです．なので肺炎ではとりあえずピペラシリン／タゾバクタムを使ってしまうことが多いんですよね．

指導医：喀痰の解釈はとても難しいね．しかし，肺炎においても良質な喀痰が採れればグラム染色による菌名推定が治療方針決定に有用だったという報告があるよ[1]．感度は60％程度とあまり高くないためグラム染色単独で除外は難しいけれど，特異度は96％なので塗抹で菌がはっきり認められたら原因微生物を推定できる．この論文では，喀痰は卒後1〜2年目の研修医の先生が染めていると書かれているから，「研修医だからグラム染色が難しい」ということは決してないと思うよ．

研修医：そうなんですね．グラム染色ってなんだかハードルが高いなと思っていましたが，少しずつやってみようかなという気になってきました．

指導医：唾液成分の混じらない良質な喀痰を採取することも重要なんだ．自分でグラム染色して検鏡しようと思うと良質な検体を採ろうとするよね．それは最終的に培養検査で原因微生物を検出するうえでも重要なんだ．やはり培養に適さない検体だと，原因微生物も検出しにくいからね．

研修医：なるほど．いままであまり検体の質にこだわったことがありませんでした．
指導医：あらゆる感染症においていえることだけど，よりよい検体を出せば，原因微生物も特定しやすくなるから，より抗菌薬も選びやすくなるよね．そうすると先生の感染症診療の質の向上にもつながっていくよ．
研修医：わかりました．今後は少しグラム染色も身近に考えていこうかと思います！

引用文献

1）Fukuyama H, et al：Validation of sputum Gram stain for treatment of community-acquired pneumonia and healthcare-associated pneumonia：a prospective observational study. BMC Infect Dis, 18：534, 2014

宇野俊介（Shunsuke Uno）
慶應義塾大学医学部 感染制御センター
専門：感染症診療，感染管理，渡航医学
グラム染色は手間がかかりますが，上手に利用できれば得られる情報は多く，診療の質が格段に上がります．教えてくれる指導医や微生物検査技師さんを見つけて，グラム染色を自分の武器にしましょう．

Book Information

FLASH薬理学

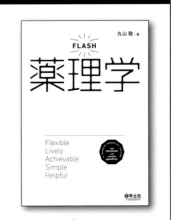

著／丸山 敬
□ 定価（本体 3,200円＋税）　□ B5判　□ 375頁　□ ISBN978-4-7581-2089-0

- 必須事項を簡潔に整理し要点を学べる，通読にも拾い読みにも適した内容．各項目末の応用問題はWEBで解答を参照でき，復習に役立ちます．
- 医学生，看護・医療系学生の教科書としてオススメの1冊です．

詳しすぎず易しすぎない，最初に読むべき教科書！

発行 羊土社

シリーズ
よく使う日常治療薬の正しい使い方

広域抗菌薬の使い方

藤友結実子, 具　芳明（国立国際医療研究センター病院 AMR臨床リファレンスセンター）

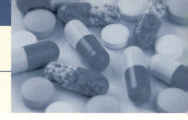

◆薬の使い方のポイント・注意点◆

① 広域抗菌薬の濫用は薬剤耐性菌の増殖につながる
② 広域抗菌薬を使用するときは，感染症診療の原則に従う
③ 重症だから広域抗菌薬を投与するのではない
④ 抗菌薬に副作用はつきものであり，リスクとベネフィットを考慮して投与する

1. 広域抗菌薬と薬剤耐性

広域抗菌薬とは，幅広いスペクトラムをもつ抗菌薬のことであり，いろいろな系統の薬剤が含まれる．具体的には，タゾバクタム・ピペラシリン，第3・4世代セフェム系薬，カルバペネム系薬，ニューキノロン系薬，マクロライド系薬，アミノグリコシド系薬などが広域抗菌薬とされることが多い．個々の薬剤の使い方については，いろいろな本や文献が出ているので，そちらを参照いただきたい．

1) 広域抗菌薬は便利？!

広域抗菌薬は正直言って，大変便利である．幅広いスペクトラムをもつのだから，感染症の患者に遭遇した場合，それが何の感染症かよくわからなくても，とりあえず広域抗菌薬を投与しておけば，まあ治療に失敗することはないだろうということになる．
しかし，感染症診療に熱心な先生が院内にいたり，AST（Antimicrobial Stewardship Team：抗菌薬適正使用支援チーム）がちゃんと機能している病院だと，「とりあえずカルバペネムを入れました」とかやってしまうと（研修医は）怒られる．カルバペネム系薬や抗MRSA薬は，やみくもに使用してはいけないと言われ，使用は届け出制だったり，許可性になっている．

なぜか．
広域抗菌薬は幅広いスペクトラムをもつが，決してあらゆる病原微生物をカバーできるわけではない．例えばカルバペネム系抗菌薬は，市中肺炎の重要な起炎微生物であるマイコプラズマ，クラミジア，レジオネラを全くカバーできない．院内で発生する感染症の重要な起炎微生物となるMRSA（methicillin-resistant *Staphylococcus aureus*：メチシリン耐性黄色ブドウ球菌）や *Stenotrophomonas maltophilia*, *Candida* もカルバペネム系抗菌薬ではカバーできない．つまり，カルバペネムさえ使っておけば安心と思い込んでいると，気がついたら大きな落とし穴に落ちていたということになりかねない．このような，とりあえず広域抗菌薬を投与しておけば治療に失敗することはないという思い込みはまず拭い去ってほしい．

2) 薬剤耐性につながる抗菌薬濫用

それから心に留めておきたいのは，広域抗菌薬の濫用は，薬剤耐性（antimicrobial resistance）につながるということである．感染の原因となった菌は，菌種は同じでもそのなかには薬剤感受性が低いものも混じっている．抗菌薬の投与が開始されると，感受性のある菌から減少し，症状が改善しはじめる．症状が改善したからといって，抗菌薬の投与をやめたり，投与量を減らしてしまうと，体内の薬物濃度が低下し，残存する感受性の低い菌（＝薬剤耐性菌）が増殖できる環境をつくることになる．それだけではない．投与した抗菌薬のスペクトラムが広域であればあるほど，投与により起炎菌以外の体内の常在細菌叢を形成する多くの細菌が死滅し，広域抗菌薬に耐性のある菌が増殖することになる（図）．これを**菌交代現象**という．菌交代現象で増殖してきた薬剤耐性菌の拡散や，治療の難治化が今や大きな問題と

なっている．またクロストリディオイデス・ディフィシル感染症（2016年にクロストリジウム・ディフィシルより菌名変更）を起こすこともある．

　日本はヨーロッパの各国と比較して抗菌薬の使用量が多いわけではない．ただ，使用される抗菌薬の種類の内訳をみると，広域抗菌薬といわれる経口セファロスポリン系薬，フルオロキノロン系薬，マクロライド系薬が占める割合が他国と比較して高くなっているのが現状である．MRSAやペニシリン耐性肺炎球菌（penicillin-resistant *Streptococcus pneumoniae*：PRSP）などグラム陽性菌における薬剤耐性菌の割合は，諸外国と比較して高いが，カルバペネム耐性緑膿菌や第3世代セファロスポリン耐性大腸菌，近年世界中で問題となっているカルバペネム耐性腸内細菌科細菌（carbapenem-resistant *Enterobacteriaceae*：CRE）などグラム陰性菌における薬剤耐性菌の割合は，諸外国と同等または低い水準を維持している[2]．しかし，広域抗菌薬をこのまま使い続ければ，これらの耐性菌が増加していくことは容易に想像できよう．

2．広域抗菌薬の使い方

　広域抗菌薬の使い方といっても特別な何かがあるわけではない．基本は感染症を診療するときの原則に従うことである．以下，具体的に述べる．

1）抗菌薬の投与開始前：感染症か否か

　感染症を疑う徴候があることを確認する．熱があるから感染症だとは限らない．感染症でなくても発熱はみられる．不明熱の鑑別にあがる疾患（膠原病，悪性腫瘍など）を頭の片隅において，病歴，身体所見をとる．

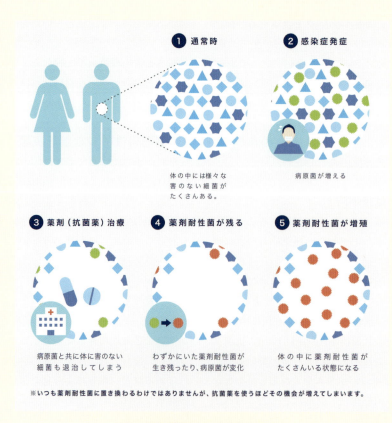

図　薬剤耐性菌がうまれるまで
文献1より引用．

シリーズ
よく使う日常治療薬の正しい使い方

2）感染臓器，感染微生物の推定と確認

- ✓ 感染症だと考えた場合，どの臓器にどんな微生物が感染しているのかを推定する（身体所見，血液・尿検査，迅速診断検査，X線やCTなどの画像検査など）．
- ✓ 感染微生物の同定につながる検体を採取し，培養検査を提出する．起炎菌が判明すれば，標的治療（起炎菌に合わせてスペクトラムの狭い抗菌薬で治療すること）が可能となる．
  - ・肺炎であれば喀痰，尿路感染症であれば尿である．血液培養も忘れない．
  - ・血液培養は2セット採取する．初期研修医の頃は，しんどそうな患者を前にすると，一般的な採血のほかにシリンジ2本分の血液を採取するのは気が引けるかもしれない．しかし，2セット採取することで起炎菌の判明率が上がり[3]，標的治療が可能となって最終的には患者のためになる．
  - ・検体を採取する際には，できるだけ「よい」検体を提出すること．ただのツバにはあまりにも多くの雑菌がいて，起炎菌どころの話ではない．検体はとればよいというものではない．適切な検体でなければ，検査の時間もお金も無駄である．

3）抗菌薬の選択

- ✓ 推定した感染臓器・起炎菌に有効な抗菌薬を選択する．薬剤の臓器移行性も考慮する．
- ✓ 耐性菌リスクも考慮する．
- ✓ 抗菌薬の選択にあたっては，患者の状態（小児・妊婦・高齢者・肝障害・腎障害・免疫不全など）を考慮する．
- ✓ 薬剤のPK/PD理論*に基づき，十分量を適切なタイミングと投与回数で投与する．

  ＊PK：pharmacokinetics（薬物動態）
  　PD：pharmacodynamics（薬力学）

この手順を守れば，おのずと広域抗菌薬を選択する場面は限られ，以下が考えられる．

① 原因のはっきりしない重症の敗血症・敗血症性ショックの初期治療

② 起炎菌がESBL（extended-spectrum β-lactamase：基質拡張型βラクタマーゼ）産生菌の場合，もしくはそれが疑われる場合
〔カルバペネム系薬以外に，セフメタゾールやタゾバクタム・ピペラシリン（これも広域抗菌薬であるが）などほかに効果が期待できる抗菌薬を選択することも考えられる〕

③ AmpC過剰産生菌の場合（AmpCは広域セフェム系抗菌薬を分解できるβ-ラクタマーゼである）

④ アシネトバクター属[4]の場合

②，③，④の場合は，想定する起炎菌の感受性を考えると，広域抗菌薬を選択せざるをえなくなるのである．

3．「重症だからカルバペネム系薬を投与する」のか

例をあげて考えてみよう．60歳女性．主訴は昨日からの発熱．今朝からだんだん具合が悪くなり，意識がもうろうとしているため家族が連れてきた．糖尿病はあるが内服薬でコントロール良好である．右膝関節の人工関節置換術を受けて3週間前まで入院していた．退院後は元気に過ごしていたが，数日前から歩きにくそうにしていた．診察室でのバイタルサインは，血圧は76/48 mmHg，体温38.6℃．ショックの状態である．これを診察した初期研修医はなんとなく感染症があやしいと察知し，えらいこっちゃ，とにかく急いで治療を開始しなくちゃと「ショックで重症なので，カルバペネムを投与を開始しました」と言う．ありがちなパターンである．

この症例はその後もバイタルサインは全く改善がみられず，翌日陽性となった血液培養の塗抹では，ブドウ状のグラム陽性球菌がみられた．そしてMRSAと同定された．

結果オーライになることもあるかもしれない．しかし，カルバペネム系薬は万能でこれを使っておけば安心というわけではない．このような症例では，重症だったらカルバペネムだけでなくバンコマイシンも同時に入れよ，と推奨しているのでもない．ここで言いたいのは「ショックで重症だからカルバペネムを」というのは理屈が違うということである．

● 感染症の重症度と抗菌薬のスペクトラム

感染症の重症度と，それを治療する抗菌薬のスペクトラムは全く関係がない．広域であることが重症度を改善するのではない．感染症の重症度は微生物の病原性，基礎疾患，感染症の病期によって決まる．原因となる微生物がわかればこれに対する抗菌薬は決まるし，広域なものが必要なわけではない．また，心不全やCOPD，糖尿病などの基礎疾患と，投与する抗菌薬のスペクトラムは関係ない．抗菌薬は基礎疾患を軽減しない．重症の感染症はサイトカインストーム〔感染症や薬剤投与などの原因により，血中に炎症を引き起こすサイトカイン（IL-1，IL-6，TNF-αなど）が放出され，好中球の活性化，血液凝固機構活性化，血管拡張などが起こり，ショック・播種性血管内凝固症候群（disseminated intravascular coagulation：DIC）・多臓器不全まで進行することもある〕を引き起こすが，抗菌薬はサイトカインに直接働きかけるものではない．広域抗菌薬を投与してもサイトカインストームを直接抑制するわけではないのだ．

重症感染症の場合，抗菌薬をすみやかに投与することが必要なのだ．一刻を争って感染症の治療を開始しなければならない状況で，原因がわからない場合，可能性のある菌をある程度想定して，菌の同定・薬剤感受性判明前に，エンピリック治療（経験的治療）として広域抗菌薬を開始するのである．

この症例では右膝の人工関節置換術後であり，術後感染も疑われる．治療は起炎菌に応じた抗菌薬を長期間投与することになり，手術が必要になる場合もある．そのため，抗菌薬の投与は「エンピリック治療としてまずカルバペネムを」ではなく，**感染のfocusを推定し，検体を採取し，起炎菌を推定・同定して，戦略的に行う必要がある**．例えば，関節液のグラム染色でブドウ状のグラム陽性球菌が見えれば，黄色ブドウ球菌の関与を念頭にセファゾリン2g/回 8時間ごと±バンコマイシン 15〜20 mg/kg/回 12時間ごと（薬物血中濃度をみながら調整）の投与を開始する．

4．広域抗菌薬投与開始後にすること

抗菌薬治療開始後にすることは治療効果の判定である．場合によるが，およそ3日後に投与開始した抗菌薬の効果があるかどうかを判断する（バイタルサイン，自・他覚症状，炎症所見の改善などを確認する）．それと同時に以下を行う．

① 提出した細菌検査結果の確認

検体検査の結果を確認していないことをたまに見受ける．患者が痛い思いをして採取した大切な検体である．治療方針を検討するのに必要であり，必ず確認する．

② de-escalationが可能かの検討

広域抗菌薬でエンピリックに治療を開始したときは必ず検討する．起炎菌として矛盾しないことを確認し，治療経過がよければ感受性のある狭域の薬剤に変更する（ここではde-escalationすると簡単に述べたが，結構難しい．慣れない間は感染症医や上級医に相談するほうがよい）．

5．治療効果があまりみられないとき，悪化しているときに考えること

・起炎菌として矛盾しないか，感染臓器はほかにないか
　検体を再度採取することも検討するが，抗菌薬投与後だと検査結果の解釈はかなり難しくなる．
・想定している起炎菌は投与中の抗菌薬に感受性があるか
・抗菌薬の投与量や投与方法が適切か
・抗菌薬のみでは治療が困難ではないか（ドレナージが必要か，など）
・薬剤アレルギーはないか
・そもそも感染症か

これらを検討したうえで，やはり感染症らしくスペクトラムの問題であるということになれば広域抗菌薬へのescalationもありだろう．

表 代表的な経口第3世代セファロスポリンのバイオアベイラビリティ

薬剤名	商品名	バイオアベイラビリティ
セフポドキシム	バナン®	46％*1
セフィキシム	セフスパン®	50％*1
セフジニル	セフゾン®	25％*1
セフジトレンピボキシル	メイアクト®	16％*1
セフカペンピボキシル	フロモックス®	30〜40％*2

＊1：文献6より．
＊2：インタビューフォームからの推計値．

6. 広域抗菌薬を用いる際の留意点

1) 抗菌薬に副作用はつきものである

キノロン系薬は大変便利である．しかし最近，フルオロキノロンにもさまざまな副作用があることがわかってきた[5]．腱，筋肉，関節，末梢神経系，中枢神経系に永続性となりうる副作用が報告されている．2016年に米国FDA（Food and Drug Administration）は急性細菌性副鼻腔炎，慢性気管支炎の急性細菌性増悪，単純性の尿路感染症の患者では，一般に，上記の重篤な副作用のリスクがベネフィットを上回るため，ほかの選択肢がない場合にのみフルオロキノロン系薬を用いるべきであるとの判断を下している．

また，クロストリディオイデス・ディフィシル感染症を引き起こすことも稀ではない．

2) 第3世代経口セフェムの使用が推奨される場面はあまりない

第3世代経口セフェムは，第1世代のものと比較するとインフルエンザ菌など一部の菌のカバーができるとされる．しかし，表に示すように，生体内利用率（バイオアベイラビリティ）が低いことを考慮すると，感染巣に十分な濃度の抗菌薬が届いているかは不明である．不十分な濃度にしかならない場合，耐性菌を生み出す可能性が高くなる．またMSSA（methicillin-sensitive *Staphylococcus aureus*：メチシリン感受性黄色ブドウ球菌）や溶血性レンサ球菌への活性は低下するので，積極的な使用適応はほとんどない．

7. おわりに

広域抗菌薬の使い方は特別なものがあるわけではなく，感染症診療の基本を忠実に行うだけである．確かに広域抗菌薬は大変便利にみえる．トランプでいうとジョーカーである．ESBL産生菌やAmpC過剰産生菌，アシネトバクター属など，どうしても使わざるを得ない状況もあるからこそ，「ここぞ」というときのために温存しておきたい薬である．

引用文献

1) 国立国際医療研究センター病院 AMR臨床リファレンスセンター（厚生労働省委託事業）：インフォグラフィックで知る！薬剤耐性（AMR）vol.01．2017
　http://amr.ncgm.go.jp/pdf/20170920_ig_vol01.pdf
2) 厚生労働省：薬剤耐性（AMR）対策アクションプラン2016-2020．2016
　https://www.mhlw.go.jp/file/06-Seisakujouhou-10900000-Kenkoukyoku/0000120769.pdf
3) Lee A, et al：Detection of bloodstream infections in adults：how many blood cultures are needed? J Clin Microbiol, 45：3546-3548, 2007
4) Wong D, et al：Clinical and Pathophysiological Overview of Acinetobacter Infections：a Century of Challenges. Clin Microbiol Rev, 30：409-447, 2017
5) 国立医薬品食品衛生研究所 安全情報部：医薬品安全性情報 Vol.14 No.20. 2016
　http://www.nihs.go.jp/dig/sireport/weekly14/20161006.pdf
6) 「＜日本語版＞サンフォード 感染症治療ガイド2017（第47版）」（David N／編，菊池 賢，橋本正良／日本語版監），ライフサイエンス出版，2017

【著者プロフィール】
藤友結実子（Yumiko Fujitomo）
国立国際医療研究センター病院
AMR臨床リファレンスセンター

具 芳明（Yoshiaki Gu）
国立国際医療研究センター病院
AMR臨床リファレンスセンター

呼吸器疾患へのアプローチ
臨床力 × 画像診断力が身につく！

執筆：藤田次郎　監修：宮城征四郎

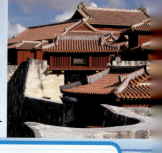
首里城（「楽園」三好和義氏撮影）
屋根瓦を意識して

最終回 第6回　胸水の原因を探ろう！ まずは胸水穿刺を！

はじめに

　本連載では，沖縄県臨床呼吸器同好会の症例検討会から研修医の皆さんに共有したい症例をとりあげ，呼吸器疾患へのアプローチ法と診断の際のポイントを解説していきます．症例検討時の考察に加えて，画像診断のポイントと文献学的考察も解説します．最終回の症例は，右胸水貯留を呈した60歳代後半男性に対するアプローチです．胸水の原因を探っていきましょう．

症例検討

【患者】60歳代後半，男性，身長162.2 cm，体重76.3 kg，BMI 29
【主訴】全身倦怠感，食思不振，最近出現した労作時呼吸困難
【現病歴】
- X-3年に薬剤性間質性肺炎，肺気腫で当院通院歴があり，現在は高血圧，脂質異常症等で近医通院中
- X年11月に1週間前からの倦怠感と食思低下，および労作時呼吸困難を主訴にかかりつけ医を受診．胸部単純X線写真で右胸水貯留を疑われ当院紹介．胸痛は認めない．2年間で5 kgの体重減少あり

【既往歴】高血圧症，脂質異常症，逆流性食道炎，薬剤性間質性肺炎〔トーワチーム配合顆粒（サリチルアミド，アセトアミノフェン，プロメタジンメチレンジサリチル酸塩，無水カフェイン）が原因，X-3年〕，肺気腫，2年前の胸部単純X線写真では胸水貯留なし．
【生活歴】職業：電気関係（コンクリートブロックなどをカッターで切る作業等），アスベストの吸入歴は不明確だが，30歳代に可能性あり
　　　　　喫煙：ex-smoker，15本/日×42年間，4年前に禁煙
　　　　　飲酒：機会飲酒
【内服薬】ランソプラゾール，アムロジピンのみで肺気腫に対する薬物治療なし
【初診時現症】
　　バイタルサイン：体温36.7℃，血圧146/97 mmHg，心拍数108回/分（整），SpO₂ 93％（室内気）

【本稿出典】第319回　沖縄県臨床呼吸器同好会　症例検討会より
症例呈示：沖縄赤十字病院 呼吸器内科，日暮悠璃，赤嶺盛和

頭部：眼球結膜：黄染なし，眼瞼結膜：貧血なし
胸部：心音 整，心雑音（−），fine crackles（＋，両側肺底部），呼吸音の左右差なし
腹部：平坦，軟，圧痛なし，腸音正常
四肢：浮腫なし，ばち指なし

血液検査所見を表1に示す．胸部単純X線写真を図1に示す．

表1　血液検査所見

血算		生化学	
WBC	7,100 /μL	BUN	11.8 mg/dL
Neu	75.9 %	Cre	0.84 mg/dL
Lym	17.5 %	AST	21 IU/L
Mon	5.9 %	ALT	29 IU/L
Eo	0 %	LDH	185 IU/L
Bas	0.3 %	ALP	196 IU/L
Hb	15.7 g/dL	γ-GTP	36 IU/L
Plt	24.4×10^4 /μL	T-Bil	0.9 mg/dL
炎症マーカー		TP	6.9 g/dL
CRP	0.73 mg/dL	Na	139 mEq/L
		K	4.2 mEq/L
		Cl	104 mEq/L

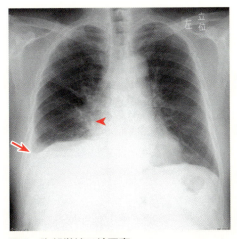

図1　胸部単純X線写真

右肋骨・横隔膜角が鈍になっており（→），右胸水貯留が示唆される．右下肺野，心陰影に接して浸潤影を認める（▶）．

胸部CT所見を図2に示す．

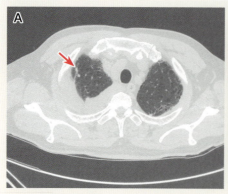
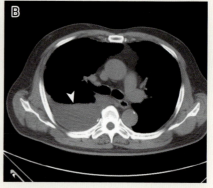

図2 胸部CT所見
A（肺野条件）：右胸水に加え，右上肺野に陳旧性結節性病変（胸膜のひきつれを伴う）を認める（→）．
B（縦隔条件）：右側に大量の胸水を認める（▷）．肺野条件で指摘された病変の石灰化は縦隔条件のAと同レベルの画像（Bとは別のスライス）で明らかでない．

> **Point　宮城征四郎先生の臨床的ポイント**
>
> 右胸水の所見であるが胸部単純X線写真と比較して，胸部CTでの胸水量が思ったより多い．胸水の診断は，胸水を採取し，その性状を探ることである．確定診断には，胸膜生検が必要なことがある．

胸水所見を表2に示す．胸水の細胞診では，多数のリンパ球を伴って反応性中皮細胞が出現しているものの，異型細胞は認めなかった．また追加の血液検査として，以下の結果を得た．

表2 胸水検査所見

外観	黄色透明	胸水比重	1.035
胸水細胞数	1,453/3/μL	胸水蛋白	3.9 g/dL
胸水分類		胸水糖	64 mg/dL
Neut	1%	胸水LDH	136 IU/L
Lym	84.5%	胸水pH	7.37
Eo	0%	胸水ヒアルロン	57,200 ng/mL
Baso	0%	胸水ADA	115 IU/L
組織球	14.5%	一般細菌検査（塗抹・培養）	陰性（白血球1＋）
中皮細胞	0.5%	抗酸菌検査（塗抹［蛍光法］・培養）	陰性
細胞診	陰性	結核菌DNAリアルタイムPCR	陰性

【追加の血液検査】
IgG 744 mg/dL，IgA 540 mg/dL，IgM 50 mg/dL，CH50 59.7 /mL，C3 144 mg/dL，C4 40 mg/dL，CEA 0.62 ng/mL，CYFRA ≦ 1.0 ng/mL，抗核抗体＜40倍，MPO-ANCA＜1.0 U/mL，RF≦3I U/L，s-IL2R 737 U/mL，HTLV-1＜16倍，ELISPOT（－），HIV抗原抗体（－）

7日後，確定診断をつけるため2回目の胸水穿刺を行い，病理検査を施行した．

【病理所見（セルブロック作成）】

小型のリンパ球が多数みられ，やや大型で核型の不整な細胞も含まれている（図3A）ため悪性リンパ腫を疑う．大部分の細胞はCD3（pan T細胞マーカー），CD5（大部分の胸腺細胞，成熟T細胞，B-1細胞と呼ばれるB細胞のサブセットで発現する細胞表面糖タンパク質），CD45RO（CD4＋メモリーT細胞サブセット，および活性化T細胞に発現）陽性でCD20（B細胞表面分子）やCD79α（B細胞マーカー）陽性の細胞はわずかである．以上よりT細胞系の悪性リンパ腫が疑われるものの，胸水のセルブロック標本であるために慢性炎症との鑑別が必要である，との結果であった（図3）．

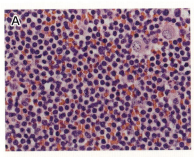
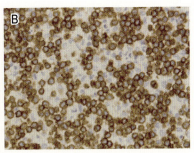
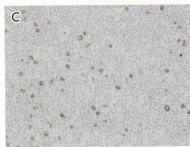

図3　胸水のセルブロック標本の病理所見
A：ヘマトキシリン・エオジン染色では明らかな肉芽腫は認めなかった．
B：抗CD3（正常T細胞および腫瘍性T細胞を検出するpan T細胞マーカー）抗体による免疫染色では陽性所見であった．
C：抗CD20（B細胞表面分子）抗体による免疫染色では陰性所見であった．

主な鑑別診断として，i）T細胞系の悪性リンパ腫，またはii）結核性胸膜炎を掲げた．さらに胸水の詳細な遺伝子解析にて，JH遺伝子再構成なし，TCR遺伝子再構成なしと判明．フローサイトメトリー（B set & CD38 gating）では，B細胞性腫瘍を示唆する細胞集団は指摘できない．悪性リンパ腫が疑われたため，3回目の胸腔穿刺で採取した胸水の病理検査を，悪性リンパ腫の病理診断を専門とする久留米大学医学部に依頼した．

【病理所見＠久留米大学（セルブロック作成）】

胞体に乏しい中型異型リンパ球が増殖しており，免疫染色では，異型リンパ球はCD3（＋），CD20（－），CD4＞CD8，TIA-1（－），CCR4（ヒト制御性T細胞マーカー）（－），HHV8（－），EBER（－）であった．末梢性T細胞リンパ腫を第一に考える．

その後，胸水から抗酸菌が培養され，またPCRにて結核菌と確定されたため，結核性胸膜炎と診断された．診断までの経過を図4に示す．

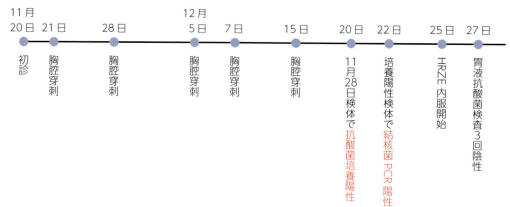

図4 症例の胸水の検査結果のまとめ
HRZE：H（ヒドラジド），R（リファンピシン），Z（ピラジナミド），E（エタンブトール）．

【確定診断】
・結核性胸膜炎（確定）
・peripheral T-cell lymphoma合併も否定できないものの，結核性胸膜炎の診断が確定したため，その治療を優先させることとした

【臨床経過】
臨床経過を図5に示す．確定診断が得られたので，肺結核の治療を実施した（HRZEを内服）．結核の治療により，胸水は徐々に減少した（図5）．

 松本 強先生（豊見城中央病院）から
胸膜生検の適応であり，胸膜生検を早く実施していれば，早期診断が可能であったと考える．

主治医の考察

本症例の考察として以下のポイントが主治医より示された．

T-スポット®.TB〔インターフェロン-γ遊離試験キット：interferon-gamma release assay（IGRA）〕の添付文書によると感度は97.1％，特異度は99.1％とされている[1]．しかしながら実臨床，特に高齢者や免疫抑制状態の患者では偽陰性となることもある．結核性胸膜炎におけるIGRAの有用性に関してAggarwalらは感度77％，特異度71％程度であると報告している[2]．
Antonangeloらは結核関連胸水とリンパ腫関連胸水の相違を159人の非HIV患者で検討している．胸水中のタンパクとADAは結核群で高値となる傾向にあるが値はオーバーラップしておりそれによる鑑別は困難である[3]．また，Antonangeloらは結核培養陽性症例の3.1％で胸水中に異型リンパ球を認め悪性リンパ腫との合併が疑われたが，全例が結核の治療経過で胸

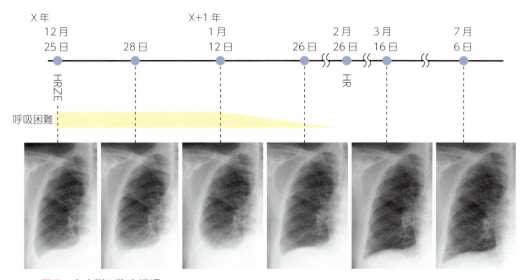

図5 本症例の臨床経過
HRZE内服を開始して13日目以降から呼吸困難が減り始め，1カ月後には画像上でも胸水の減少が見られた．

水の消失を認めており，反応性のリンパ球であった報告している[3]．

　伊藤らは造血器腫瘍32例（セルブロック作成は15例）における胸水細胞診において免疫組織化学を併用したセルブロック診断の感度，特異度，陽性的中率，陰性的中率は72.7％，100％，100％，50％であったと報告している[4]．ただし検索した範囲内で，胸水セルブロック標本にて偽陽性となった報告は認めなかった．しかしながら本症例で経験したように，セルブロックでの診断に関しても慎重な判断が必要である．

解説！レジデントへのアドバイス

（藤田次郎）

　さて今回の症例は，*Mycobacterium tuberculosis*に合併した大量胸水の症例でした．右上葉の陳旧性病変から，結核性胸膜炎を疑うことは可能でした．ただし胸水中の異型リンパ球の存在から，悪性リンパ腫が鑑別診断にあがりました．

　今回の画像診断のポイントは胸部CTで陳旧性肺結核の所見を理解することでした．結核の感染経路として，ほとんどが経気道的感染であり，結核菌が気道を通過し，肺内に入ってはじめて感染が成立します．**結核菌が定着する肺胞は各肺葉の胸膜直下**（大部分は胸膜下1 cm以内，換気がこの部分で最もよく行われている）であることが多いです（図6）[5]．初感染巣の部位は，各肺葉の下部に多く，肺葉ごとの分布は大体それぞれの体積に比例しています．肺尖部や気管支幹部に挟まれた肺実質内に初感染巣が形成されることは稀です．初感染巣の大きさは小豆大以下で1個のことが多いです．また初感染巣のほとんどは被包化されて治癒します．本症例においては，胸部CTにて初感染巣の存在が示されています（図2→）．

　初期変化群を形成するリンパ節（図6）の乾酪化巣は初感染巣より大きいことが多いです．初期変化群リンパ節病変に関連し，わずかな菌が肺下流のリンパ節を経て静脈角リンパ節に達し，血中に入ります（図6）．血中に入った結核菌は，主として肺に転移して軽微な病巣をつ

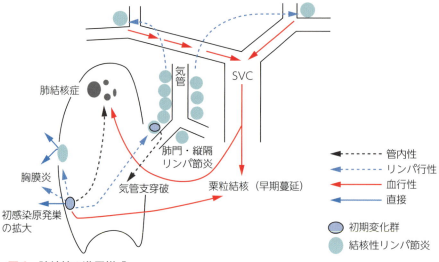

図6　肺結核の進展様式
文献5より引用.
初感染発病による結核症は初期変化群が連続的に進展したものがほとんどであり，リンパ行性・血行性，さらには管内性（特に経気道性）など種々の経路で菌が散布されやすい特徴がある．初感染発病の代表的な病型には，初期変化群の一方であるリンパ節病変から進展したものとして，① 肺門・縦隔リンパ節炎，② 肺門リンパ節病変の気管支穿破，③ 結核菌が縦隔リンパ節もしくは静脈角リンパ節を介して大量の菌が胸管・静脈に入りこんで起こる粟粒結核症がある．他方，初感染病巣からは④ 初感染原発巣自身の拡大，⑤ この病巣から菌が大量に血行性に散布されるために起こる粟粒結核症がある．

くります（図6）．いったん治癒するものの，宿主が免疫抑制状態に陥った際に，既存の病巣から発病すると考えられます．血中移行の菌数が多ければ粟粒結核になり，少なければ主として肺尖領域に定着します（図6）．初感染から胸膜炎に移行することもあるものの，本症例においては，初感染巣が陳旧化していることから，二次性結核症の経過と考えます．

　ただし胸水の診断は画像診断では限界があり，胸水穿刺を実施し，胸水のマーカーから確定診断に導くことが一般的です．また必要に応じて胸膜生検を実施し，確定診断を得るようにするべきです．胸水の確定診断のためには，**胸水の性状が最も重要であり，画像診断のみで鑑別するべきではない**と考えます．原因不明の胸水ももちろんありますが，これをなくすことに最大限努力するべきですし，積極的に胸水を採取し，また組織診断も得るよう努力する必要があります．

　本稿では，胸水の性状から原因疾患を鑑別する方法を示します（表3）．宮城征四郎先生も症例検討会で指摘していましたが，胸水の診断のためには，胸水のバイオマーカーの解析が必須であることを改めて強調したいと思います．

表3 胸水マーカー

疾患名,または胸水所見	検査項目・検査値	カットオフ値など	感度(%)	特異度(%)	その他
関節リウマチ	pH	<7.2	—	—	膿胸でも同様
	グルコース	低値	—	—	膿胸でも同様
	補体(C4)	低値	—	—	
	リウマチ因子	≧20倍	100	88	
結核性胸膜炎	リンパ球(%)	>81	88	58	
	総蛋白(g/dL)	>4.1	86	56	
	ADA(U/L)	>39	95	83	カットオフ値は40 U/L,ただし関節リウマチ,膿胸でも上昇
	CRP(mg/dL),リンパ球優位の胸水	≧4	70	87	
		<3	—	—	結核性胸膜炎は否定的
胸膜中皮腫	ヒアルロン酸(ng/mL)	>30,000	87	86	
		>75,000	56	100	カットオフ値75,000が適切
		>100,000	73	77	
	Cyfra(ng/mL)	>41.9	87.5	—	Cyfra高値+CEA低値が重要
	CEA(ng/mL)	>5	3.1	—	
	Soluble mesothlin(nM)	>20	67	98	
	Osteopontin(ng/mL)	>48.3	77.6	85.5	
血胸	ヘマトクリット(%)	<1	—	—	非特異的
		1〜20	—	—	悪性腫瘍,肺塞栓,外傷
		>50	—	—	血胸
	胸水ヘマトクリット/血清ヘマトクリット	≧0.5	—	—	血胸
好酸球		増多	—	—	血液/空気の混入
細胞診		陽性	61.6	—	
浸出液か否か	総蛋白(胸水/血漿)	>0.5	86	84	Lightの基準[6]
	LDH(胸水/血漿)	>0.6	90	82	
	LDH(胸水)	>血中LDH上限の2/3	82	89	
	コレステロール(胸水)(mg/dL)	>60	54	92	
	コレステロール(胸水)(mg/dL)	>43	75	80	
	コレステロール(胸水/血漿)	>0.3	89	81	
	血中アルブミン−胸水アルブミン(g/dL)	≦1.2	87	92	
心不全	NT-proBNP(pg/mL)	>1,300	95.6	87.9	
		>1,500	93.3	89	
	BNP(pg/mL)	>75	88.9	76.9	
		>115	74.4	92.3	
乳び胸	トリグリセリド(mg/dL)	>110	—	—	乳び胸
		>50	—	—	リポ蛋白分析→カイロミクロン(+)→乳び胸
		<50+コレステロール>250 mg/dL	—	—	偽性乳び胸
膿胸	pH	<7.2	—	—	関節リウマチでも同様
	グルコース	低値	—	—	関節リウマチでも同様
全身性エリテマートデス	抗核抗体(倍)	≧40	100	90	
		≧160	100	94	

> **Take Home Messge**
> - 胸水症例の診断の根幹は,胸水のマーカーにある
> - 胸水中リンパ球の割合が高いときは,結核性胸膜炎,悪性リンパ腫,癌性胸膜炎,サルコイドーシス,などを考える
> - 胸部画像診断にて,結核感染の既往を把握することが重要である
> - T-スポット®TB陰性,PCR陰性,抗酸菌培養陰性であっても再検で抗酸菌培養陽性となる場合があり,確定診断がつかない場合には胸水の再検査や胸膜生検が重要である

文献

1) T-スポット®.TB添付文書
2) Aggarwal AN, et al：Interferon Gamma Release Assays for Diagnosis of Pleural Tuberculosis: a Systematic Review and Meta-Analysis. J Clin Microbiol, 53：2451-2459, 2015
3) Antonangelo L, et al：Differentiating between tuberculosis-related and lymphoma-related lymphocytic pleural effusions by measuring clinical and laboratory variables: is it possible? J Bras Pneumol, 38：181-187, 2012
4) 伊藤しげみ,他：造血器腫瘍における胸水細胞診の意義．日本臨床細胞学会誌,55：315-321, 2016
5) 蛇澤 晶：結核の病理．結核 第4版」(泉 孝英/監,冨岡洋海/編),pp26-40,医学書院,2006
6) Light RW：Clinical practice. Pleural effusion. N Engl J Med, 346：1971-1977, 2002

Profile

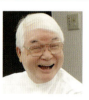

宮城征四郎
群星沖縄臨床研修センター 名誉センター長
1964年新潟大学医学部卒業．1969年京都大学大学院医学研究科博士課程単位取得後中退,その後,同大医学博士号取得．1970年から1年間,WHO Fellow としてコペンハーゲン大学,Rigs Hospitalに留学,人工呼吸管理学を学ぶ．1972年から沖縄県立中部病院に勤務．1973年,米国Colorado General Hospital のT.L Petty教授のもとで短期間,呼吸管理学を学ぶ．1996年沖縄県立中部病院院長に就任．2003年4月から群星沖縄臨床研修センター長,2017年から現職．

藤田次郎
琉球大学大学院 感染症・呼吸器・消化器内科学（第一内科）
1981年3月,岡山大学医学部卒業．虎の門病院内科レジデント,国立がんセンター病院内科レジデント,および2年間の米国ネブラスカ医科大学呼吸器内科留学を経て,1987年より,香川大学医学部に勤務し,2005年5月から琉球大学大学院 感染症・呼吸器・消化器内科学（第一内科）教授．2015年4月から琉球大学医学部附属病院長（2期目）．

こんなにも面白い医学の世界
からだのトリビア教えます

へぇそうなんだー

青景聡之，中尾篤典
（岡山大学医学部 救命救急・災害医学）

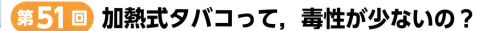

第51回 加熱式タバコって，毒性が少ないの？

　最近，加熱式タバコを吸う人をよく見かけます．実際に加熱式タバコで最大のシェアをもつIQOS（アイコス：加熱式タバコの一製品）の利用者は，2016年で喫煙者全体の0.6％でしたが，2017年では3.6％と急増しています[1]．2018年7月に健康増進法の一部を改正する法律が成立し，受動喫煙対策が強化されました．これにより，たくさんの人が集まる施設での喫煙が規制されます．加熱式タバコも規制されますが，煙や臭いが少なく周囲に迷惑をかけない，体への影響が少ないことを理由に，タバコが禁止されているレストランでも，加熱式タバコ専用の喫煙室（飲食等も可）をつくれば使用できるなど，通常のタバコに比べてやや規制が緩くなっています．それでは，本当に加熱式タバコの毒性は少ないのでしょうか．

　加熱式タバコはこれまでのタバコと同じように葉タバコを使います．燃焼させるのではなく，電気的に350℃程度に熱して，ニコチン等の化学物質を熱分解により生じさせます．しかしその量は，これまでのタバコと比べて少なく，ニコチンは84％であり，有害物質といわれているアルデヒド類も20〜70％でした[2]．受動喫煙の影響も調査されており，同じ量で比較すると，室内のニコチン濃度は加熱式タバコの方が低かったと報告されています[3]．

　これらの研究結果だけをみると，加熱式タバコの毒性は少ないように思われます．しかし，タバコに精通した研究者は，「有害物質の量が少なければ毒性が少ないという法則は，タバコにおいては成り立たない」と言っています．かつて低ニコチン・低タールのタバコは体にやさしいと言われていましたが，結局，肺癌や肺気腫のリスクは低下しませんでした．その理由には，1本あたりのニコチンやタールの量を少なくしても，タバコに依存している体は自然と喫煙本数を増やすからだと言われています．そして，この現象は加熱式タバコでも起こり得ます．それに加えて，煙や臭いが少ない加熱式タバコは空気を汚していないように見えますが，実際はニコチンや化学物質が発生しています．よって，煙や臭いに気づいて受動喫煙を避けることが難しく，気づかないうちに曝露される可能性が指摘されています．

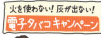

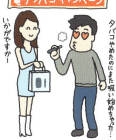

　結局のところ，加熱式タバコの毒性の高さや影響はまだわかっていません．それを科学的に証明するには，喫煙者（また，受動喫煙を受けた方）の健康被害の調査が必要となります．健康への影響は長い時間をかけて進んでいくので，その結果がわかるのは数十年後です．現時点で，毒性が「低そう」なので規制を緩めてもいいのか，「高いかもしれない」ので通常のタバコと同じように規制すべきか．私たちは，科学的な調査結果の前に選択しなければならないわけです．

文献

1) Tabuchi T, et al：Heat-not-burn tobacco product use in Japan: its prevalence, predictors and perceived symptoms from exposure to secondhand heat-not-burn tobacco aerosol. Tob Control, 27：e25-e33, 2018
2) Auer R, et al：Heat-Not-Burn Tobacco Cigarettes: Smoke by Any Other Name. JAMA Intern Med, 177：1050-1052, 2017
3) 厚生労働省．加熱式たばこにおける科学的知見：
https://www.mhlw.go.jp/file/06-Seisakujouhou-10900000-Kenkoukyoku/0000201435.pdf

Book Information

レジデントノート増刊 Vol.20 No.11
救急・ICUの頻用薬を使いこなせ！
薬の実践的な選び方や調整・投与方法がわかり、
現場で迷わず処方できる

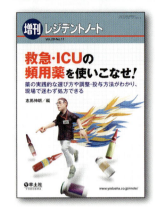

新刊

編集／志馬伸朗

- □ 定価（本体 4,700円＋税）　□ B5判　□ 195頁　□ ISBN978-4-7581-1615-2

- ● 救急・ICUでよく使う薬の使い方を，希釈方法から実践的に解説！
- ● 具体的な希釈・投与の方法や注意事項など，各薬剤の違いを整理して，的確に処方できる！

救急・ICUでよく使う薬を，限られた時間で迷わず処方できる！

薬局ですぐに役立つ
薬の比較と使い分け100

著／児島悠史

- □ 定価（本体 3,800円＋税）　□ B5判　□ 423頁　□ ISBN978-4-7581-0939-0

- ● 類似薬の違いについて，約730点の参考文献を明記して解説！
- ● 個々の薬の特徴やよく似た薬の違いがわかる！
- ● 患者に応じた薬の使い分けがわかり，服薬指導にも自信がつく！

薬剤師のほか，研修医，その他医療スタッフにもおすすめ！

肺癌薬物療法のエビデンスとコツ
なぜその治療を選ぶのか、エキスパートの考え方教えます

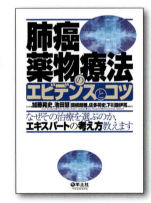

新刊

監修／加藤晃史，池田　慧　編集／関根朗雅，佐多将史，下川路伊亮

- □ 定価（本体 5,500円＋税）　□ B5判　□ 220頁　□ ISBN978-4-7581-1839-2

- ● 症例をベースに治療選択に役立つエビデンスと考え方を解説！
- ● 2ndライン以降や有害事象などについても紹介！
- ● 考え方からわかるから，自分でも実践できる！

増える薬剤，エビデンス…困ったらプロに聞いてみよう！

発行　羊土社 YODOSHA
〒101-0052　東京都千代田区神田小川町2-5-1　TEL 03(5282)1211　FAX 03(5282)1212
E-mail：eigyo@yodosha.co.jp
URL：www.yodosha.co.jp/
ご注文は最寄りの書店，または小社営業部まで

攻める面談，守る面談

医療現場におけるコミュニケーションのコツ

第7回 感情に配慮せよ！
〜私たちはわかりあえない（後編）

岡村知直

■「共感」を面談に用いるワケ

　第6回（2018年11月号）では，医療面談は論理と感情が交差する場であり，患者さんとの対話では感情に配慮することが重要だと説明しました．といっても，「感情への配慮」とは非常に難しいものです．感情は目に見えませんし，患者さんも自分の感情をわかるように表現してくれるわけではありません．「感情に配慮してもらえた」と患者さんが感じることは，「共感」が上手く伝わった，と言い換えてもよいでしょう．

　今まで説明してきた通り，面談の前にはできる限り事前情報を集めて面談の目的の確認，聴き手の分析をしっかり行っておく必要があります．そのうえで，聴き手にどんな感情が表出するかを面談前に想定しておくとよいでしょう．医療面談の場では大半の患者さんが，「不安」や「恐怖」などのネガティブな感情に支配されています．予定していた面談において，「こんな感情が表出されるなんて！」ということは私個人の感覚では滅多にありません．むしろ，予想外の感情が表出された際にはその人独特の感性が実は背景にあったり，そもそも想定が大きく間違っていた可能性があり，一気に患者像を把握できるチャンス，まさに攻める部分となります．

　では，なぜ「共感」をするとよいのでしょうか？　さまざまな理由がありますが，私が考える大きな理由は① **患者さんの満足度が上昇する**，② **患者さんの感情や考え等の情報がより収集できる**，の2つです．当たり前ですが，患者さんは自分の考えや感情を，自分が心を許していない人にはなかなか説明してくれません．面談で攻めるためにも，ぜひ「共感」を用いて患者さんの思いを引き出し，満足度を向上させましょう．

■共感スキルを身につける

　読者の皆様は今まで「共感」を使って面談をしよう，などという言葉は聞いたことがあるかもしれません．しかし前回解説した通り，私たちが患者さんに本当に共感することは難しく，**「共感」はあくまでも患者さんが「共感してもらえた」と感じるかどうかが問われるスキルです**．

　このスキルは，医療ドラマの一場面を想定し，患者さんが一番感情に共感してもらえた，と思うためにはどのようにふるまうべきかということを意識すると，だんだん身につくスキルではあります．私たちは白衣を着た俳優となるべきです．「意識」して「効果的な共感スキル」を身につけましょう．以前，手稲家庭医療クリニックの小嶋一先生に「自分が面談している光

景を,上から俯瞰している視点を身につけたらいいですよ」と,教わったことがあります.

こういう話をするとあまりいい顔をしない医師が多いのもわかります.私もかつてはそうでした.しかし,そもそもわかりあえない存在であることを考えると,多少演技的な要素もある「共感」というスキルは患者さんの満足度を向上させるだけではなく適切な治療を受けられる可能性を増やし,結果的に患者さんの利益につながっているとの見方もできます.

「共感」の伝え方

それでは,どうしたら共感は伝わるのでしょうか？ 大きく分けると言語的コミュニケーションと非言語的コミュニケーションの2つに分かれますが,ここでは前者のみ取り扱います.後者に関してスキルを習得するのに一番よいのはビデオを使った面談シミュレーションや,実際の外来のビデオ振り返りだと思います.

共感とはそもそも,「相手の感情を理解する」行為です.ですから,当然相手の感情についての話題に焦点を当てなければいけません.**① 相手の感情を引き出す**,**② 相手が感情を表出した際にちゃんとリアクションをする**,この2点が共感のキモです.

① 感情を引きだす

引き出すには多少コツがいりますが,前提としてどんな感情をもっていそうか？ という推察をし,なかなか出てこないときはこちらから尋ねてみましょう.具体的には「〜というお気持ちではないかと感じているのですが,いかがでしょうか？」などというフレーズを用いることがあります.極端に言うと,外れていてもよいです.それよりも**「この先生は私の感情を理解しようとしてくれているんだ,共感しようとしてくれているんだ」と思ってもらうことが大切です**.その後,自分から感情を表出してくれることも多いです.

② 表出した感情にリアクションをする

表情や口調などの非言語的なリアクションだけではなく,「〜という気持ちなんです」という患者さんの感情表出に対し,「沈黙」や「オウム返し」などのスキルを使うことで,感情をしっかり受け止めてもらった,まさに共感してもらったと言語的に伝えることができます.

以上2点を意識して面談を練習すれば,誰でも共感ができるようになります.逆に意識しなければ,何十年医師をやってもできるようにならないかもしれません.キャリアだけ積めばよい面談ができるわけではない,ということは現場の皆様はよくわかっていると思います.

前回は肺癌の告知という場面で患者さんへの共感を怠り,医師への不信感を抱かせてしまった事例をご紹介しました.今回は「共感」のスキルを用いて望ましい対応を考えてみましょう.

改善例

A医師は,肺癌の進行期という悪い知らせを伝える面談ということを外来の看護師にも伝え,同席を依頼した.
A医師「今日は検査の結果を伝える日ですが,今からお伝えしてもよろしいですか？」
Fさん「はい先生,検査の結果はどうでしょうか？ **悪いものでしょうか？**」

A医師「悪いもの，というと癌などを心配していらっしゃるのですか？」
Fさん「そうなんです．私，**家族を癌で何人も亡くしていて**，ついに私もか…と覚悟してきています」
A医師「何人もご家族を亡くされてきたのですね．それでは，**当然ご自身のことも心配になりますよね**」
Fさん「はい…（しばらく沈黙）先生，結果を教えてください」
A医師「わかりました．**申し上げにくいですが**，今回の検査結果では，肺癌という結果でした．そして，肝臓に転移もあり，進行期と診断しています」
Fさん「やっぱり…（涙）」
A医師（沈黙）
看護師（Fさんの隣に寄り添い，ティッシュを渡す）
Fさん「ありがとうございます．先生，私はまだまだ死にたくありません」
A医師（うなづきながら沈黙）
Fさん「孫がまだ小さいので，せめて小学校に上がるまでは，私の子どもが共働きで，日中私が面倒をみてるんです」
A医師「ご家族のことが一番気がかりなんですね」
Fさん「先生，今後の治療をよろしくお願いします」

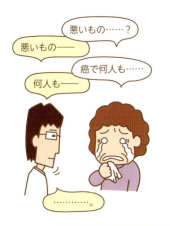

このように共感を使うことで，A医師は患者さんからの不信感を防ぐことができました．

次回は，「はじめましての面談はどうする？ → 攻める！」の内容を予定しています．

参考文献

1）「戦略としての医療面接術」（児玉知之/著），医学書院，2015
　↑この本は素晴らしいです．面談を自分の得意技にしたい，と思う若手医師は必読と思います．私もこのレベルまでいつか達したいものです．

岡村知直（Tomonao Okamura）

飯塚病院 緩和ケア科
九州大学卒
グロービス経営大学院卒
飯塚病院では，ラーニングセンターにてビデオを使った面談シミュレーション教育に力を入れています．興味ある方はいつでも見学にいらしてください．

MEDSiの新刊

「急性腹症CT」の唯一無二のテキスト　待望のリニューアル

ここまでわかる 急性腹症のCT 第3版

- ●著：荒木 力　健康科学大学学長/山梨大学名誉教授
- ●定価：本体7,200円＋税　●B5　●頁488
- ●図・写真815　●2018年　●ISBN978-4-8157-0135-2

急性腹症の診断において有用なCTの活用法を解説したロングセラー、9年ぶりの改訂。症例ごとにCT所見、診断、治療方針を示したあと、当該疾患について解説する。基本症例は100症例に増加し、関連症例を含め合計161症例を提示。解剖、画像所見や疾患について必要事項をまとめた90項目の"ノート"を適宜配置するなど、読者の理解度を増す工夫も充実。最新の疾患分類やガイドラインなどを踏まえ記載内容も全面的に更新。救急医、放射線科医、外科医をはじめ、急性の腹痛を訴える患者を診る可能性のあるすべての研修医、医師にとって必携の実践テキスト。

目次
- 1 なぜCTなのか
- 2 ヘルニア（1）
- 3 ヘルニア（2）
- 4 虫垂炎・憩室炎
- 5 腸炎・腸管虚血
- 6 消化管穿孔
- 7 腸管閉塞・イレウス（1）
- 8 腸管閉塞・イレウス（2）
- 9 肝・胆・膵疾患
- 10 大動脈・出血
- 11 泌尿器疾患
- 12 婦人科疾患

悩める研修医・当直医のミカタ（味方）になる、見逃さないミカタ（見方）

救急画像診断「超」入門 ― 危機的な所見を見抜くために

- ●著：船曳 知弘　済生会横浜市東部病院救命救急センター部長
- ●定価：本体4,700円＋税　●B5　●頁232　●図・写真667
- ●2018年　●ISBN978-4-8157-0128-4

救急診療においてよく使われている単純X線やCTの撮像、読影に際し、絶対に見逃してはいけない病態と注意すべきポイントを、豊富な症例写真を交えコンパクトに解説。内因性疾患を中心に危機的所見に焦点を絞り、重要事項は繰り返し強調するなど、夜間救急の当直医や救急初療医等、画像診断に不慣れな読者に配慮。放射線科をサブスペシャリティとする救急医の著者による、見逃しに起因する不幸な転帰を防ぎたいという思いが結実した書。

目次

Part I　画像検査の基本
1. 医師は何を考えて画像検査をオーダーする？
2. 臨床に必要な画像検査の正常像の理解
3. 撮像時の工夫：よりよき診断のために

Part II　画像検査の実践
4. ERでのX線検査のピットフォール
5. ICUでのX線検査のピットフォール：チューブ留置後の撮影
6. 造影CT検査のピットフォール
7. CT検査で見落としてはいけない疾患

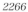　メディカル・サイエンス・インターナショナル
113-0033　東京都文京区本郷1-28-36鳳明ビル
TEL 03-5804-6051　FAX 03-5804-6055
http://www.medsi.co.jp　E-mail info@medsi.co.jp

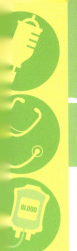

Step Beyond Resident

ステップ ビヨンド レジデント

第181回

研修医は読まないで下さい!? 研修医はこの稿を読んではいけません．ここは研修医を脱皮？した医師が，研修医を指導するときの参考のために読むコーナーです．研修医が読んじゃうと上級医が困るでしょ！

忘れないでトラネキサム酸 Part2
〜産婦人科でも大（？）活躍〜

福井大学医学部附属病院総合診療部　林　寛之

人気が出てきたトラネキサム酸の効力って？

　トラネキサム酸って，おかずみたいなサポート役かと思ったらどんどんガイドラインで推奨されるようになってきた．でもガイドラインというのは，あくまでも大勢を対象にしたもので世界各地で適用させるようなものなので，日本においては感動的に効くかというとそうでもない．"Do no harm" の原則に沿えば，悪さをしない限り使ってもいいんだけど，将来トラネキサム酸を使った使わなかったといったことで訴訟でも起こされたらいやだよねぇ．

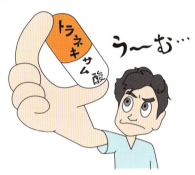

 患者B　35歳　妊婦　　　　　　　　　　　　　　　　　　　　　　　　　分娩後出血

　分娩後出血の既往のある患者Bが墜落分娩にて救急搬送された．赤ちゃんの状態はよく，すぐに小児科にバトンタッチできた．患者Bの顔は蒼白で，出産後かなりの出血をきたしたらしい．
　救急に集まった産婦人科医達は，子宮底輪状マッサージをしつつ，次々にオーダーを出していき，救急室は騒然とするのであった．

研修医K
「産婦人科の先生が，トラネキサム酸も投与しろってオーダーしてたんですが，それって効くんですか？」

分娩後出血（PPH）

　周産期管理が進歩してきているものの，PPH（postpartum hemorrhage：分娩後出血）は妊産婦死亡の主要な原因であり，約250人に1人が結構多量に出血してしまう．

表1　PPHのリスク

妊娠期のリスク因子			
巨大児（≧4,000 g）	PPHの既往	多胎	4回以上の経産
35歳以上	低置・前置・癒着胎盤	羊水過多	妊娠期の異常出血
肥満（≧BMI 25）	妊娠貧血	巨大子宮筋腫	帝王切開の既往
妊娠高血圧症候群	過期産		
分娩期のリスク因子			
遷延分娩	絨毛膜羊膜炎	陣痛促進・誘発	器械分娩
胎盤遺残	回旋異常	会陰・腟壁裂傷	クリステレル児圧出法

表2　PPHの原因4Ts

		鑑別診断	キーワード
T	Tone	子宮弛緩症（70％）	子宮底輪状マッサージ・双手圧迫，子宮収縮薬
T	Trauma	外傷（20％）	裂傷，血腫，子宮内反，子宮破裂
T	Tissue	胎盤遺残・癒着（10％）	胎盤用手剥離
T	Thrombin	凝固異常（1％）	DIC，HELLP症候群*，血液凝固異常

＊妊産褥婦が溶血（hemolysis），肝酵素上昇（elevated liverenzymes），血小板減少（low platelet）をきたす疾患．

PPHの定義は以下の2つとなっている．

・経腟分娩：産後24時間以内に500 mLを超えるもの
・帝王切開：1,000 mLを超えるもの

でもそもそも定義は必ずしも科学的根拠があるものではなく，ガイドラインごとに少しずつ微妙に違う．帝王切開と経腟分娩で出血量を変える意義もはっきりしない．WHOは出血量を目視で予測すればいいと言っているが，目視では33〜50％少なめに見積もってしまうという欠点も指摘されている（Acta Obstet Gynecol Scand, 90：421-428, 2011／Arch Gynecol Obstet, 283：1207-1213, 2011／J Midwifery Womens Health, 55：20-27, 2010）．

　PPHが全例大出血になるわけではないが，早期に認知して，原因検索および治療をしましょうということ．PPHのリスク（表1），PPHの原因4Ts（表2）を示す．最も多いのは子宮弛緩症である．このあたりをもっと勉強したい人は，ALSO（Advanced Life Support in Obstetrics）をぜひ受講することをお勧めするね．

PPHにもトラネキサム酸をお忘れなく

　トラネキサム酸大人気時代到来．PPHでも，産後3時間以内にトラネキサム酸1 gを10分で投与する．30分後も出血が続く場合や24時間以内に再出血した場合は必要に応じて追加する．**お産後トラネキサム酸投与により全死亡率が1.9％から1.5％に減少した（NNTは250，RR 0.81）** というから，つまり250人に1人の死亡を減らすだけ．やはりちょっといいって言えるかも…．世界的な絶対数でいうと多くの患者さんが救われるといえば救われるんだけど

ね．もちろん大出血に対処するには子宮底輪状マッサージや子宮収縮薬，経カテーテル子宮動脈塞栓術，大動脈遮断バルーン，外科的手術などが必要だ．でもトラネキサム酸の投与は手術が増えるわけでもなく，血栓性疾患などの合併症もなく，すぐに安価に投与できるので，忘れずになるべく早期に投与しておきたい．

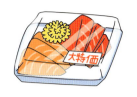

一方で，血栓塞栓症や臓器不全，敗血症，子癇，子宮収縮薬使用はトラネキサム酸投与群と非投与群では有意差なし．全死亡率に関しては，トラネキサム酸投与群2.3％に対して，非投与群2.6％と改善（NNTは330，RR 0.88）．全死亡率または子宮全摘術をまとめると，トラネキサム酸投与群5.3％に対して，非投与群は5.6％であり，NNTは330，RR 0.97となる．

NNTは10切ったらすごくいいと思うが，100超えちゃうと，刺身のパックについてくる菊の模型みたいなもので，なくてもいいけど，あると少しいい感じっていうところかも．

出血死予防に対するトラネキサム酸の投与タイミングも重要で，産後1時間以内の投与ならRR 0.80，1～3時間でRR 0.60，3時間を超えるとRR 1.07となっている．3時間を超えたらトラネキサム酸のありがたみも消えてしまうのだ．**3時間以内に投与することで，NNT 166，RR 0.69となる**．ここでは1時間以内に投与した方が，1～3時間に投与するよりも悪い結果になっている．これは発展途上国ではPPHで早期に子宮全摘術が行われてしまうことなどに起因する可能性があるかもしれないが，正直なところ原因はよくわかっていない．

WOMAN trialの問題点

WOMAN trialはトラネキサム酸による妊産婦出血死の予防効果について調べた試験だ．21カ国193病院から2万を超える症例（16歳以上の女性）を集積したのはすごいことだが，その半数が発展途上国からであり，妊産婦死亡率が10万の出生に対して178～814と高い国からのデータであるということが問題．先進国は10万の出生に対して死亡率は10を切る．日本とは医療水準があまりにも違いすぎる！　フランスからの報告では，トラネキサム酸による妊産婦出血死予防効果は証明できなかった（J Matern Fetal Neonatal Med，29：1617-1622，2016）．

出血死に関しては有意差が出ているものの，全死亡に関してはイマイチ．これは出血以外の死亡原因，敗血症などが発展途上国では多いことに起因している．

妊産婦死亡の99％は低所得～中所得国で起こっており，トラネキサム酸投与はWHOの推奨とは言うものの，これって標準治療としていいのかというと，先進国ではこのあたりのエビデンスは早晩ひっくり返るかもね．副作用もほとんどないし，値段も安いから，ま，いっか♪

トラネキサム酸の予防投与のエビデンス？

PPHによる出血死予防効果があるのであれば，出産前に予防投与してはどうだろうか？　Alamらは18の研究のメタ解析を行った．確かにPPHの発生は約1/3に減少し（オッズ比0.32），血栓塞栓症の合併症は増えないことがわかった．

ただ現時点では，ガイドラインとして推奨するにはまだ十分なデータが集まっていない．

> **PPHにもトラネキサム酸：早期投与（産後3時間以内）**
> - トラネキサム酸1g（10分で）→ 30分後も出血が続く場合・24時間以内に再出血した場合は必要に応じて追加投与
> - 3時間以内に投与すると妊産婦出血死予防効果大（NNT 166）
> - 全死亡率予防効果はNNT 250…ちょっとトホホ，先進国ではもっとトホホ，でもまぁいっか♪

Check！文献

1) Shakur H, et al：Effect of early tranexamic acid administration on mortality, hysterectomy, and other morbidities in women with post-partum haemorrhage (WOMAN)：an international, randomised, double-blind, placebo-controlled trial. Lancet, 389(10084)：2105-2116, 2017

   ↑**必読文献**．言わずと知れたWOMAN trial．命名がいいね．これだけ多くの国を巻き込む政治力，統率力の方に感動する．トラネキサム酸をPPHでも見直すに至ったlandmark trial．

2) Shakur H, et al：Antifibrinolytic drugs for treating primary postpartum haemorrhage. Cochrane Database Syst Rev, 2：CD012964, 2018

   ↑WOMAN trialのShakur先生が書いているので同じものだけどね．点滴できない場所での出産の場合どうするかが問題だと言っている．世界はいろんなところで出産しているんだよねぇ．

3) World Health Organization：WHO recommendation on tranexamic acid for the treatment of postpartum haemorrhage. 2017
   http://apps.who.int/iris/bitstream/handle/10665/259374/9789241550154-eng.pdf?sequence=1

   ↑WHOのPPHへのトラネキサム酸推奨ガイドライン．

4) Borovac-Pinheiro A, et al：Postpartum hemorrhage：new insights for definition and diagnosis. Am J Obstet Gynecol, 219：162-168, 2018

   ↑PPHの定義は結構バラバラ．大事なのはいかに早く予想するかということ．出血量のみならずバイタルサインやショック指数なども使って早期認知，早期処置が大事．

5) Alam A & Choi S：Prophylactic Use of Tranexamic Acid for Postpartum Bleeding Outcomes：A Systematic Review and Meta-Analysis of Randomized Controlled Trials. Transfus Med Rev, 29：231-241, 2015

   ↑トラネキサム酸の予防投与に関する18論文（3,846人）のメタ解析．残念ながら各論文の質はイマイチ．トラネキサム酸の予防投与によりPPHは約1/3に減少する（オッズ比0.32）．出血量は約149mL減り，濃厚赤血球輸血も減る（オッズ比0.28）．血栓塞栓症は増えないが，嘔気・嘔吐，頭痛などの軽い副作用は増えた（オッズ比2.51）．そこそこいいデータであるが，まだガイドライン推奨というほどのデータの集積はない．

6) Weeks AD：Tranexamic acid for postpartum haemorrhage：a major advance. Lancet Glob Health, 6：e132-133, 2018

   ↑エキスパートオピニオン．WOMAN trialの解説も記載．ナイジェリアやパキスタンではトラネキサム酸の効果は絶大という．経腟からの出血や小さい裂創からの腹腔内出血にはトラネキサム酸は有効だろう．安くて副作用もないから，使っておくのはいいんじゃないって感じ．

Check! WEB

1) NPO法人 周生期医療支援機構：www.oppic.net/
   ↑ ALSOで産科救急の勉強ができる．もっと基礎的なコースはBLSO（Basic Life Support in Obstetrics）やJ-MELS（Japan Maternal Emergency Life-Saving）ベーシックコースがある．J-MELSはテキストも販売されてます．

研修医K

「月経の出血が激しいときもトラネキサム酸っていいんじゃないですか？」

月経の出血にもトラネキサム酸オッケー

NICE（英国国立医療技術評価機構）ガイドラインでは，月経による出血の多さが身体的，社会的，精神的に生活の質を低下させると過多月経と定義される．日本産科婦人科学会の定義では140 mL以上を過多月経というが，実測はなかなか難しいよねぇ．月経の量が正常であっても25％の女性は「アラ，私は出血が多いわ」と思い，過多月経であっても40％の女性は「ま，こんなもんでしょ」と思っている．しかし，1時間に1回を超えてナプキンを交換したら過多月経なんだ．直径1インチ（2.5 cm）以上の血餅が出たり，鉄欠乏性貧血と診断されても過多月経だ．

出血量の多い月経は器質的疾患（粘膜下子宮筋腫，子宮腺筋症，子宮内膜ポリープ，悪性疾患など）や血液凝固異常症（血小板減少性紫斑病，白血病），肝疾患，甲状腺疾患なども鑑別が必要になる．

器質的疾患のない過多月経の場合，通常，エストロゲン・プロゲスチン配合薬，レボノルゲストレル徐放型子宮内避妊システム，トラネキサム酸，NSAIDsが使用される．エストロゲン・プロゲスチン配合薬が王道だが，トラネキサム酸（10 mg/kg静注，または1回250〜500 mg 1日3〜4回経口）も投与可能なんだ．Bryant-Smithらの検証ではトラネキサム酸はなかなかいいセン行っている．

緊急性が高い場合は，子宮内膜全面搔爬術，子宮動脈塞栓術，子宮内膜アブレーションなどを行う．バイタルサインが不安定で，時間をかせぐためには，膀胱内留置カテーテルなどを子宮内で膨らませて直接圧迫する方法も知っておくといい．

元来過多月経でピルを内服している場合，血栓塞栓症リスクをかんがみて，トラネキサム酸を加えるのは悪くないオプションと言える（Contraception, 98：1-3, 2018）．

Check! 文献

7) Bryant-Smith AC, et al：Antifibrinolytics for heavy menstrual bleeding. Cochrane Database Syst Rev, 4：CD000249, 2018
   ↑ 過多月経に対するトラネキサム酸の効果を13の論文で検証．プラセボや経口黄体ホルモン薬（プロゲステロン），NSAIDs，ザクロの漢方薬などと比較しても，トラネキサム酸の改善はよかったが，レボノルゲストレル徐放型子宮内避妊システムの方がよりよかった．

8) Pai M, et al：How I manage heavy menstrual bleeding. Br J Haematol, 162：721-729, 2013
↑過多月経のreview．わかりやすい．

研修医K
「じゃ，脳出血だって，トラネキサム酸効くんじゃないですか？」

頭（脳出血，SAH，頭部外傷）にトラネキサム酸が効くのか？

1）脳出血

　脳出血は脳卒中のうち20％を占め，脳梗塞ほど多くはないが，その半数は予後が悪い．出血後24時間以内に血腫が増大する危険もあるし，最近では抗凝固薬や抗血小板薬を内服している患者さんも多く，なかなか厄介な代物だよねぇ．

　TICH-2 trialは非外傷性脳出血患者2,325人に対して，発症8時間以内にトラネキサム酸を投与して，90日後の身体機能と修正Rankinスケールを評価した大規模研究（12カ国124病院）だ．トラネキサム酸投与は外傷のときと同じ〔1 gを10分で点滴し，続いて1 gを8時間かけて点滴．第180回（2018年11月号）も参照〕．抗凝固薬治療中や外傷，器質的脳疾患は除外した．ほかにGCS＜5，すでにRankinスケール＞4と機能不良例，生命予後3カ月未満の患者さんなども除外対象とした．

　なんともはやガッカリの結果で，神経学的予後に有意差なし，90日後の機能予後も有意差なし，血栓塞栓症の合併症発症率も有意差なし，90日後の死亡率も有意差なし（トラネキサム酸22％，プラセボ21％）．**脳出血にトラネキサム酸は効果が期待できない**．

　7日目の死亡率はトラネキサム酸投与群の方が低かったけど（9％ vs 11％），結局90日後は有意差なし．血腫増大に関しては，発症2日目にトラネキサム酸投与群で25％に認めたが，プラセボでは29％（調整オッズ比 0.8）だった．血腫増大予防には有効なのだろうけど，肝心な神経機能や生命予後には無関係だったのが，残念！

　ちょっと待ったぁ！ 外傷やPPHでは発症3時間以内にトラネキサム酸を投与しないといけないというエビデンスがあるにもかかわらず，TICH-2 trialでは8時間以内ってどうよ…と思ったあなたはエライ．以前，外傷性頭蓋内出血のスタディで8時間以内としていたので，それに合わせたのかもしれないが，これでは全然イケてない．やる気はあるけど役に立たない，イクメンのつもりで奥さんに「手伝おうか」と話しかけた新米パパにも似たイケてなさだ（子育ては2人で能動的にするものであって，奥さんが主体で，自分はあくまでも補助に回るというニュアンスの『手伝おうか』という言葉が，奥さんをイラッとさせることに気づいていない）．

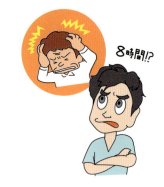

2) SAH

Baharogluらのメタ解析ではSAH（subarachnoid hemorrhage：くも膜下出血）に対するトラネキサム酸は推奨していない．再出血は減るものの，脳虚血は悪化するという．水頭症も予防しない．脳外科医はSAHに対してトラネキサム酸を嫌がる人も多いよね．しかしながら十分なデータはまだないとは言え，SAHに関しては大規模研究（ULTRA）が現在進行形であり，2019年に終了し，2020年に発表される予定だ（Trials, 14：143-148, 2013）．

3) 頭部外傷

頭部外傷に関してはまだ十分なデータはそろっていない．Zehtabchiらのたった2つの論文のメタ解析では，トラネキサム酸は死亡率改善（RR 0.64），機能不良例減少（RR 0.77），血腫増大予防（RR 0.76）と有用で，合併症は増えなかった．一方で，Fakharianらの小規模スタディでは，鈍的頭部外傷におけるトラネキサム酸の効果は全然期待できないというものだった．現在CRASH-3という大規模試験が進行中で，13,000人のデータを集めるという（Trials, 13：87-100, 2012）．果たして吉と出るかどうか楽しみだね．

頭にもトラネキサム酸？
- 脳出血に対するトラネキサム酸は予後改善に寄与せず
- ただし早期投与すれば，血腫増大予防など部分的には効果が期待できるかも

Check！ 文献

9) Sprigg N, et al：Tranexamic acid for hyperacute primary IntraCerebral Haemorrhage (TICH-2)：an international randomised, placebo-controlled, phase 3 superiority trial. Lancet, 391(10135)：2107-2115, 2018

↑非外傷性脳出血に対するトラネキサム酸の有効性を調べた大規模研究．82％の症例はイギリスの症例なので期待していたが…．このスタディはトラネキサム酸投与のタイミングが発症8時間以内と遅すぎる．死亡率や神経予後，機能予後にはトラネキサム酸はまったく寄与しない．ガッカリの結果だった．

10) Fakharian E, et al：Effect of Tranexamic Acid on Prevention of Hemorrhagic Mass Growth in Patients with Traumatic Brain Injury. World Neurosurgx, 109：e748-753, 2018

↑149人の鈍的頭部外傷に対してトラネキサム酸投与群とプラセボを無作為に割り付けて研究した．血腫の大きさ，血腫増大，死亡率，合併症どれも有意差なし．

11) Baharoglu MI, et al：Antifibrinolytic therapy for aneurysmal subarachnoid haemorrhage. Cochrane Database Syst Rev, 30：CD001245, 2013

↑10の論文（1,904人）のメタ解析．動脈瘤性SAHに対してトラネキサム酸を使用すると確かに再出血は減る（RR 0.65）ものの，脳虚血は増え（RR 1.41），水頭症予防効果もない（RR 1.11）．もっとも研究間でばらつきが多すぎるのも問題なのかも．2013年時点では動脈瘤性SAHにトラネキサム酸投与は推奨されていない．

12) Zehtabchi S, et al：Tranexamic acid for traumatic brain injury：a systematic review and meta-analysis. Am J Emerg Med, 32：1503-1509, 2014
   ↑頭部外傷に関する2つの論文のメタ解析．死亡率改善（RR 0.64），機能不良例減少（RR 0.77），血腫増大予防（RR 0.76）と有用で，合併症は増えなかった．

13) Mahmood A, et al：Does tranexamic acid improve outcomes in traumatic brain injury? BMJ, 354：i4814, 2016
   ↑トラネキサム酸は出血は止めても，虚血が増え，血液脳関門を通り痙攣を誘発するリスクがある．小規模スタディでは頭部外傷にトラネキサム酸はそこそこよさそうな報告があるが，いかんせん小規模すぎる．そこで現在進行形の3つの研究を紹介．

研修医K
「そろそろトラネキサム酸もネタ切れですか？」

いやいや，これからがおもしろい裏技なんだよ…次号をお楽しみに！

No way！アソー！モジモジ君の言い訳
〜そんな言い訳聞き苦しいよ！ No more excuse！No way！アソー（Ass hole）！

×「PPHの患者さんです．いつものようにトラネキサム酸入れときますね」
→飲み屋じゃないんだから，いつものっていうオーダーはやめてほしい．外傷のときとは投与法が違うんだから，1g（1A）投与して，続いて持続点滴はいらないんだよ．

×「PPHにトラネキサム酸を忘れるなんて打ち首獄門だぞ」
→いやいや先進国では，トラネキサム酸はそれほど感動的にいいデータは出ていないんだよ．発展途上国は結構いいが，先進国はほかの治療がしっかり発達しているからね．

×「脳出血の患者さんが来ましたので，トラネキサム酸を入れておきますね」
→予後改善や神経機能改善の効果は期待できない．血腫増大は抑えられるから投与してもいいけど，まぁそれほど期待はできないかもね．

×「SAHなのでとりあえず，トラネキサム酸入れておきます」
→SAHに対してはいいデータは出ていないので，脳外科の先生は嫌がる場合もあるし，何でもかんでも入れない方がいいよ．まずは脳外科の先生の好みを聞いた方がよさそう．

林　寛之（Hiroyuki Hayashi）：福井大学医学部附属病院救急科・総合診療部

2月第1週はERアップデート in 大阪が開催される（https://www.erupdate.jp/）．大阪といってもUSJが近いから，結構期待できる．トラネキサム酸のなんとなくいいかな，というよりも断然楽しいのは間違いない．あぁ前回の冬は大雪でひどい目にあったから，今度は暖冬だといいねぇ．お昼から宴会だから，パーリーピーポー寄っといで！楽しくガッツリ勉強しましょう！

1986	自治医科大学卒業	日本救急医学会専門医・指導医
1991	トロント総合病院救急部臨床研修	日本プライマリ・ケア連合学会認定指導医
1993	福井県医務薬務課所属　僻地医療	日本外傷学会専門医
1997	福井県立病院ER	Licentiate of Medical Council of Canada
2011	現職	

★後期研修医大募集中！気軽に見学にどうぞ！Facebook ⇒福井大学救急部・総合診療部

Book Information

癌の画像診断、重要所見を見逃さない

全身まるごと！
各科でよく診る癌の鑑別とステージングがわかる

著/堀田昌利

□ 定価(本体 4,000円+税) □ A5判 □ 187頁 □ ISBN978-4-7581-1189-8

新刊

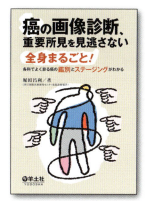

- 各科で診る機会の多い癌に絞って早期発見のコツ, 腫瘤発見時の対応, ステージング・良性/悪性の鑑別などを平易に解説
- 解剖やリンパ節の解説もあるので, 全ての医師にお勧め！

全身を1冊で網羅した今までにない癌の画像診断入門書

改訂版 ステップビヨンドレジデント1 救急診療のキホン編 Part1

心肺蘇生や心電図、アルコール救急、
ポリファーマシーなどにモリモリ強くなる！

著/林 寛之

□ 定価(本体 4,500円+税) □ B5判 □ 400頁 □ ISBN 978-4-7581-1821-7

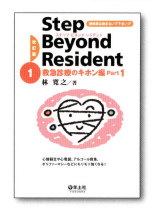

- 全面アップデート・大幅ボリュームアップで名著が帰ってきました！
- 救急診療でまずはじめに身につけたい技と知識を伝授！
- ワンランク上を目指すポストレジデント必携の一冊です！

お待たせしました！大ベストセラーの第1巻がついに改訂！

やさしくわかるECMOの基本

患者に優しい心臓ECMO、呼吸ECMO、E-CPRの
考え方教えます！

監修/氏家良人　著/小倉崇以, 青景聡之

□ 定価(本体 4,200円+税) □ A5判 □ 200頁 □ ISBN978-4-7581-1823-1

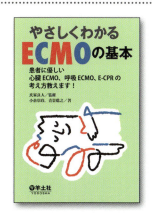

- 難しいと思われがちなECMOについて, 基礎知識からやさしく解説！
- 軽妙洒脱な対話形式で, 「患者に優しい管理」を楽しく学べます.
- 基本から学びたい医師やメディカルスタッフにおすすめです！

はじめてECMOを学びたい人のための入門書！

発行　羊土社 YODOSHA

〒101-0052　東京都千代田区神田小川町2-5-1　TEL 03(5282)1211　FAX 03(5282)1212
E-mail：eigyo@yodosha.co.jp
URL：www.yodosha.co.jp/

ご注文は最寄りの書店, または小社営業部まで

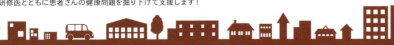

ドクターSの診療ファイル Part 2
SDHから探る，患者に隠れた健康問題とは？

健康の社会的決定要因（SDH）の概念を駆使し，シャーロック・ホームズさながらの推理で診療を行うイケメン指導医『ドクター S』．今日も研修医とともに患者さんの健康問題を掘り下げて支援します！

シリーズ企画／柴田綾子

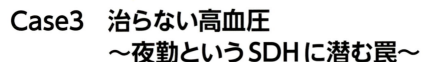

Case3　治らない高血圧
～夜勤というSDHに潜む罠～

監修／近藤尚己　　執筆／岡本真希

◆SDH（social determinant of health：健康の社会的決定要因）とは◆
　人々の病気や健康に影響を与える社会的な要因全般をさす．疾患はライフコースにおける社会や家庭環境からも大きく影響を受けているといわれている．そのため，病歴聴取において人生の各場面でのSDHについて聞くことで問題解決へのヒントが得られることがある．

■ ある日の内科外来…

研修医A：鈴木さん，3カ月前から高血圧のお薬を飲んでいただいていますが，全然血圧が下がっていませんね…お薬，増やしておきますね！

鈴木さん：えっ！またお薬増えるんですか？ ただでさえ面倒なのに，さらに増えるのは勘弁だなぁ….

研修医A：高血圧は，症状のないうちに血管を蝕み，脳血管疾患や心臓疾患，腎不全などの原因となりうる重大な病気です．今のうちに治療しておかないと，将来困るのは，鈴木さんご自身なのですよ？

● 診察の相談でドクターSのもとへ…

ドクターS：どうだったかな？

研修医A：鈴木さんの血圧，コントロール不良だったので，内服薬を増量することにしました．でも鈴木さんが薬が増えるのは嫌だというので，困っています．

ドクターS：そうか，ではなぜ鈴木さんは嫌がるのだろう．

研修医A：そうですね．面倒だとはおっしゃっていましたが，1錠も2錠も手間は変わりませんね．何か別の理由があるんでしょうか？

ドクターS：よい気づきだね！ 鈴木さんの血圧がコントロール不良な原因はどこにあるのか，もう少し探ってみようか？

Question
鈴木さんが内服薬増量を拒否した理由とその根本的な原因はなんだったのでしょう？
本当に薬の増量が問題の解決方法なのでしょうか？

症　例：54歳男性，175 cm，85 kg
　職場の健診にて血圧高値（収縮期血圧：160 mmHg）と左室肥大を指摘され近くの病院へ紹介となった．二次性高血圧は検査により除外され，生活習慣改善を指導されるも血圧の改善なく，3カ月前より内服治療開始となった．
喫煙歴：1日20本×36年
生活歴：（職業）タクシードライバー，一人暮らし

●ヒント1 ▶▶▶ 高血圧と内服アドヒアランス

　高血圧治療ガイドライン[1]で定められた降圧目標を達成している割合は全体で68.1％です．75歳以上の後期高齢者での達成率は89.2％と高いのに対して，75歳以下の若年層では69.1％と低くとどまっています．さらに，女性や合併症のない患者層では比較的達成率が高いのに対し，若年層の糖尿病患者では9.3％，CKD（chronic kidney disease：慢性腎臓病）の合併患者では11.9％と，降圧目標の達成率が特に低く報告されています[2]．そしてこの達成率の差異には内服アドヒアランス※の問題が大きく関与しています．

　鈴木さんのようなケースの場合，きちんと内服できているのか，できていない場合は，どの程度飲めていないのか，定期的に飲めない原因は何なのか，医療面接で聞き出す必要があります．

※ 治療の意思決定の際に医師・患者間コミュニケーションにおいて，患者さんが医師の指示に沿ってきちんと忘れずに内服することを従来は「コンプライアンス（遵守）」といっていました．しかし，「コンプライアンス」は医師からの一方的な指示に従うというニュアンスが強いため，現在では「アドヒアランス（支持）」「コンコーダンス（一致）」といった，より患者さん自身の主体性に着目した概念が重要視されてきています[1]．

●ヒント2 ▶▶▶ 勤務形態の疾患への関与

　シフトワーク（夜勤，オンコール，24時間勤務，ローテーション勤務など）は人々の体内時計や睡眠を妨げ，高血圧やメタボリックシンドローム，脂質異常症や糖尿病などさまざまな疾患の発生に関与しているといわれています．メタアナリシスでは，シフトワークは心筋梗塞〔リスク比1.23，95％信頼区間（1.15〜1.31）〕や，虚血性脳卒中〔1.05（1.01〜1.09）〕，冠動脈イベント〔1.24（1.10〜1.39）〕などの発生率にも関与していることがわかっています[3,4,5]．

　シフトワークは，生活習慣を乱しやすいことも知られています．鈴木さんの職業であるタクシードライバーは，高血圧や糖尿病，脂質異常症の合併や，アルコール消費量の増加，活動量の低下，野菜や果物の摂取不足などの心血管疾患のリスク因子を複数持つハイリスク患者である可能性が高いことが報告されています[6]．

　このように，シフトワークなどのそれぞれの職業の特性が疾患の発生に結びつくこともありますし，職業による生活環境の違いがその後の治療アドヒアランス等に影響を与えること

もあります．医療面接では，職業はもちろんのこと，勤務時間や1週間の働き方といった健康の社会的決定要因（SDH）についても確認することで，より効果的な治療プランを考えることができます．

● もう一度診察室へ…

研修医A：鈴木さん，先ほど内服の増量は少し抵抗があるとのことでしたが，どうしてでしょう？ 今の内服薬はしっかり飲めていますか？

鈴木さん：実は，タクシードライバーをしているのですが，夕方から夜にかけて出勤して早朝まで働いています．夕食は空き時間にラーメンなどを適当に食べるだけなので時間もまちまちで，しょっちゅう夕食後のお薬を飲み忘れてしまうのです．高血圧って痛くもかゆくもないし，つい…．それで，今の薬も飲めていないのに，さらに増やしてもあまり意味ないのかなと思って．

研修医A：そういうことだったのですね．大変なお仕事，お疲れ様です．ただ仕事のために鈴木さんご自身の健康を害してしまうのは残念です，一緒に解決策を考えましょう！ 例えば，1日1回の内服であれば飲めそうですか？ またどのタイミングならできるだけ忘れることなく内服できそうですか？

鈴木さん：そうですね…早朝に勤務が終わって帰宅した後，いつも軽く食事をとってから睡眠をとるので，その寝る前のタイミングだったら飲めるかもしれません．

研修医A：いいアイデアですね！ それで一度頑張ってみましょう．出かける前に机の上に薬を出しておくなど飲み忘れない工夫もしてみてください．

Answer 鈴木さんが内服薬増量を拒否した理由とその根本的な原因*はなんだったのでしょう？

① そもそも最初に出された分の降圧薬もきちんと内服できていなかった
② 夜間勤務の都合上，定期内服することが難しいと感じていた
③ 無症状であり内服治療の必要性をあまり実感していなかった

＊このような，健康を害する原因のさらなる原因となっている社会的状況のことを，「原因の原因（causes of causes）」といいます

🢂 こうしてみよう！

1. 働き方や生活スタイルについての一歩踏み込んだ医療面接で，血圧コントロールに影響を与える因子や，治療を難しくしている状況がないかを確認しよう
2. コントロール不良→内服追加/増量，と安易に決めるのではなく，内服がちゃんとできているのか，できていない場合はなぜ内服が難しいか（原因の原因）を患者さんと一緒に探ってみよう
3. 個人個人の職業や勤務形態・生活スタイルに合わせた内服をプランしよう

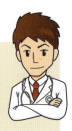

● 解説1 ▶▶▶ 循環器領域におけるSDH

　循環器領域におけるSDHについてAHA（American Heart Association）は，教育レベルが低いほど，心血管疾患リスク因子を保有しており，心血管イベント発生や死亡リスクも大きいことを報告しています[7]．ほかにも，低収入，幼少期の劣悪な生活環境，社会的孤立，劣悪な住環境，社会ストレスなどを同じように循環器疾患のリスクとしてあげています．例えばストレスは心血管リスクを27％も増加させるとの研究結果[7]や，家庭の収入レベルが増加するに伴い40〜50％も心血管死亡リスクが減少するという研究結果[7]が報告されています．

　また，人々との交流や社会活動も大切です．冠動脈疾患の患者さんのなかで，未婚や心の許せる友人のいない人はそうでない人より死亡リスクが3.34倍高いという生存分析結果や[7]，社会的な交流活動をしている高齢者は高血圧罹患が少ないという日本の報告などがあります[8]．

　今回の症例のようなシフトワークの労働が睡眠障害や冠動脈疾患のリスク上昇につながるのはもちろん[9, 10]，ほかにも睡眠時間が短い（1日5時間未満），休日を十分取れない，アルコール多飲（＞60 g/日），喫煙，運動機会が少ないなどの生活スタイルが多くあてはまるほど，メタボリックシンドロームの発症リスクが上がることが知られています[10, 11]．循環器疾患の患者さんに対して，これら「原因の原因」であるSDHを医療面接で聞き出すことは，より効果的な治療を考えることに役立つでしょう．

　とはいえ，これらの項目はプライベートな内容が多く，初回の面談時にすべて質問することは難しいでしょう．まずは信頼関係の構築を優先し，段階的に詳しい生活状況や，社会経済的状況などのSDH情報に踏み込んでいくように心がけるとよいでしょう．

● 解説2 ▶▶▶ 患者さんの生活スタイルに合わせた内服プラン

　降圧薬にはカルシウム拮抗薬，ACE阻害薬/ARB，利尿薬，β遮断薬など，さまざまな種類があります．その選択は主治医に委ねられることがほとんどです．作用や副作用の兼ね合いで選ぶのはもちろんですが，患者さんの背景を考慮して選ぶことも重要なポイントの1つです．

① 1日1回内服の製剤を選択

　例えば，仕事で忙しく内服を忘れがちな若い患者さんや，ヘルパーや家族などが内服のサポートをする高齢者の場合は，患者さん個々に合わせた内服プランとして長期継続が可能な1日1回内服が好ましいと考えられます．ジヒドロピリジン系のカルシウム拮抗薬は血管拡張作用が非常に強く，また臓器血流保持効果に優れているため，臓器障害の合併例や高齢者など，多くの患者さんで第1選択薬として用いられます．鈴木さんのような症例では，降圧効果が高く，血中半減期の長いアムロジピンや，長時間にわたり作用が持続するニフェジピン徐放錠等が選択肢の1つとして考慮できます．

② 基礎疾患や年齢に配慮した降圧目標の設定

　介護施設に入所中の方や足腰の弱い高齢者，腎機能や肝機能の変動が予想される患者さんでは，降圧薬の血中濃度上昇やそれに伴う低血圧による転倒リスクなどを考慮して内服薬を選ぶ必要があります．高血圧治療ガイドラインでも75歳以上の高齢者では，降圧目標は初期は150/90 mmHgと高めに設定されているだけでなく，副作用の発現や臓器障害に留意しながら時間をかけて緩徐に降圧する必要があると述べられています[1, 12]．

```
                                                第4原則
                                                PDCA               健康格差
                                                                   縮小の実現
                                                第5原則
                                                重層的対策

                        第2原則              第6原則
                        配慮ある普遍的対策    縦割りを超える

     第1原則            第3原則              第7原則
     課題共有            ライフコース          コミュニティづくり

     ❶始める            ❷考える              ❸動かす              実 現
```

図　健康格差を縮小するための3つの段階
文献14「健康格差対策の7原則」より引用．

③ 剤形の工夫

内服方法に関してもアドヒアランス等を考慮し，個別にプランすることができます．例えば1剤で降圧不十分な場合，種類の違う降圧薬を少量ずつ組み合わせた方が良好な降圧効果を得られるとの報告もありますが[1]，その場合，多数の錠剤の管理の難しい高齢者等では，合剤を選択したり，一包化をするなどの工夫をすることも可能です．一般的に，服薬錠数，服薬回数が少ないほどアドヒアランスは向上するといわれています[1]．

●解説3 ▶▶▶ 診察室から地域社会へ：健康格差・医療格差を減らすために

鈴木さんの例のように，個別に患者さんのSDHを把握することで，治療の効果を上げられる場合があります．ただし，地域には鈴木さんと同じように社会的リスクを抱えているために，病気を悪化させている人々がおり，健康格差を生み出す原因となっています．**患者さんの状況から，疾病の社会的なリスクを把握して「治療する」ことも求められます**．WHOでは社会や地域レベルでSDHへの対応をする際に，①（病気の治療だけでなく）生活環境の改善をめざすこと，**② 不公正な資源配分の是正とそのための組織連携**，③ 健康格差やその是正のための取り組み・政策の評価という3つのことを推奨しています[13]．

これをふまえて，日本では「健康格差対策の7原則」が提案されています[14]（図）．

● 日本における健康格差対策

今回の症例では，主治医―患者間の信頼関係の構築と社会的背景まで考慮した医療面接のみで解決策を見出すことができましたが，そういったやりとりを通して地域の社会的な健康課題が見出された場合は，地域社会で人々の生活を支えるさまざまな組織との連携が求められます．

「健康格差対策の7原則」では，まず組織同士で「情報や課題を共有」し，医療・福祉・介護・就労といった「縦割りを超えた連携」を構築することで，健康な「コミュニティづくり」を進めること，さらに，持続可能な短・中・長期プランの設定とPDCAサイクルを常に意識したマネジメントをすることを重視しています．看護師や介護職・薬剤師など医療従事者はもちろんのこと，地域包括支援センターや行政機関，地域住民との協力も重要です．

例えば，認知症の日中独居の高齢者の場合，家族・デイサービス・介護ヘルパーなどさまざまな人や組織がケアにかかわります．日頃から，円滑なケアのバトンが渡せるような組織連携が求められます．そのような連携を進めるためにも，認知症の高齢者が抱えやすい課題について，関係者で共有しておくこと，そのための場を設定することなどが効果を発揮します（地域包括支援センターが行っている「地域ケア会議」など）．1人1人の患者さんとのやりとりから，地域のSDHに気づき，地域自体が変わっていくように対応していくことで，そこに住むすべての人々の健康を守ることにつながります．

※企画者注：NHKの人気番組「総合診療医 ドクターG」からタイトルアイデアをいただきました．

もっと勉強したい人へ

1) American Hospital Association：
   https://www.aha.org/addressing-social-determinants-health-presentation
   ↑SDHについてまとまっているスライド．
2) 「健康格差対策の進め方 効果をもたらす5つの視点」（近藤尚己/著），医学書院，2016

引用文献

1) 「高血圧治療ガイドライン2014」（日本高血圧学会高血圧治療ガイドライン作成委員会/編），ライフサイエンス出版，2014
2) Hatori N, et al：A Survey of Actual Clinical Practice Concerning Blood Pressure Control among Patients with Hypertension in Kanagawa 2014. J Nippon Med Sch, 83：188-195, 2016
3) Vetter C, et al：Association Between Rotating Night Shift Work and Risk of Coronary Heart Disease Among Women. JAMA, 315：1726-1734, 2016
4) Vyas MV, et al：Shift work and vascular events：systematic review and meta-analysis. BMJ, 345：e4800, 2012
5) 高田真澄：睡眠と健康 ―交替勤務者の睡眠習慣の課題―．日衛誌，73：22-26, 2018
6) Elshatarat RA & Burgel BJ：Cardiovascular Risk Factors of Taxi Drivers. J Urban Health, 93：589-606, 2016
7) Havranek EP, et al：Social Determinants of Risk and Outcomes for Cardiovascular Disease：A Scientific Statement From the American Heart Association. Circulation, 132：873-898, 2015
8) Yazawa A, et al：Association between social participation and hypertension among older people in Japan：the JAGES Study. Hypertens Res, 39：818-824, 2016
9) 荒川千秋，他：交替制勤務と冠動脈疾患との関連．日看管会誌，10：30-36, 2006
10) Itani O, et al：Short sleep duration, shift work, and actual days taken off work are predictive life-style risk factors for new-onset metabolic syndrome：a seven-year cohort study of 40,000 male workers. Sleep Med, 39：87-94, 2017
11) Iso H, et al：Metabolic syndrome and the risk of ischemic heart disease and stroke among Japanese men and women. Stroke, 38：1744-1751, 2007
12) 楽木宏実，他：高齢者高血圧診療ガイドライン2017．日老医誌，54：1-63, 2017

13) World Health Organization：
 http://www.who.int/social_determinants/thecommission/en/
14) 公益財団法人 医療科学研究所：健康格差対策の7原則，2017
 http://www.iken.org/project/sdh/pdf/17SDHpj_ver1_1_20170803.pdf

筆者プロフィール
岡本真希（Maki Okamoto）

所属：ブランデンブルク心臓病センター
ひとこと：ドイツ留学中の循環器内科医です．国ごとの医療事情や勤務状況，文化的背景の違いなどに日々興味をもって学んでいます．留学を通して日本の医療のよさも改めて認識しました．日本は医療資源に恵まれていますが，だからこそ1人1人に合った治療を考えるSDHの視点がよりよい医療の実現のために必要であると実感しています．

企画者プロフィール
柴田綾子（Ayako Shibata）

所属：淀川キリスト教病院 産婦人科
筆者：「女性の救急外来 ただいま診断中！」 中外医学社，2017
ひとこと：「SDH」と聞くとヤヤコシイと感じるかもしれません．でも実は「病歴聴取」の1つの項目です．鑑別診断をあげるために病歴聴取をするように，患者さんの健康や病気の原因を探すために病歴聴取をする．同じ病気をもった患者さんでも，その後ろにあるSDHは異なります．診察室からSDHの項目を病歴聴取してみませんか？

監修者プロフィール
近藤尚己（Naoki Kondo）

所属：東京大学大学院 医学系研究科 准教授（保健社会行動学分野／健康教育・社会学分野）
山梨医科大学医学部医学科卒業．ハーバード大学フェローなどを経て現職．健康格差対策に関する介入研究や高齢者の地域包括ケアへの応用研究を行っている．
近著：「健康格差対策の進め方：効果をもたらす5つの視点」（医学書院）など．
ひとこと：せっかく治した患者さんも，元の生活にそのまま戻せばまた病気になってしまいかねません．めざすは，病院が要らなくなるまちづくり．もっと医療従事者の参画が増えて欲しい．

対岸の火事 他山の石
研修医が知って得する日常診療のツボ
中島 伸

他人の失敗を「対岸の火事」と笑い飛ばすもよし，「他山の石」と教訓にするのもよし．研修医時代は言うに及ばず，現在も臨床現場で悪戦苦闘している筆者が，自らの経験に基づいた日常診療のツボを語ります．

その207
3番目に多い頭痛（前編）

ある日のこと．脳梗塞後遺症（右不全片麻痺＋右半身の感覚障害）で定期通院中の患者さんに頭痛を訴えられました．40歳代の女性です．

まずは危ない頭痛の否定から

患者「頭が痛くて困っているんです」
中島「いつ頃からですか？」
患者「2カ月ほど前からかな」
中島「突然痛くなったとか，急に痛くなったとか？」
患者「いや，だんだん痛くなってきたんです」

私は頭痛を診断するときに3Cを意識しています．3Cとは critical（危ない），common（ありふれた），curable（治すことのできる）です．

まず最初に否定すべき危ない頭痛はくも膜下出血ですね．「突然」というのがキーワードになります．もう1つは化膿性髄膜炎ですが，2カ月も続くなどということはありません．

次にありふれた頭痛を考える

中島「何か頭痛薬を飲んでいますか？」

危ない頭痛を否定したら，その次はありふれた頭痛です．いわゆる2大頭痛は緊張型頭痛と片頭痛で，日本人ではそれぞれ2,000万人と800万人が罹患しているとされています．しかし，40歳を過ぎて初発でそのような頭痛が出てくるというのもちょっと不自然です．

緊張型頭痛や片頭痛でない場合，案外見逃されがちなのが薬剤乱用性頭痛です．「乱用」というと大袈裟ですが，ロキソプロフェンとかジクロフェナクのような普通の鎮痛薬の服用回数が知らないうちに多くなっていた，というのがよくあるパターンです．特に「今日は外出するから頭が痛くなる前にあらかじめ薬を飲んでおこう」とか「ちょっと痛くなってきたので，ひどくならないうちに薬を飲もう」などの理由で服薬がどんどん前倒しになっていくと量が増えてしまいます．服薬回数としては月に10～15日以上というのが薬剤乱用性頭痛の1つの目安だといわれています．一定のラインを超えると，鎮痛薬を飲めば飲むほど頭が痛くなるという悪循環を招きかねません．今回はどうでしょう．

患者「時々ボルタレン®を飲むくらいかな」
中島「まさか毎日のように飲んでいるとか？」
患者「多くても週2回までです」

どうやら，薬剤乱用性頭痛でもなさそうです．

ありふれていながら無視されがちな頭痛とは？

患者「痛いのは目の奥なんですよ」
中島「どちらの目ですか？」
患者「両方です．左の方が強いけど」
中島「なるほど」
患者「目の奥だけじゃなくて，コメカミも痛いんです」

このあたりまで来ると，私の頭のなかには1つの病名が浮かんできました．もう少し症状を確認します．

中島「朝，昼，夜のうちのいつが最も痛いですか？」
患者「うーん，寝ている間はいいんですけどね」

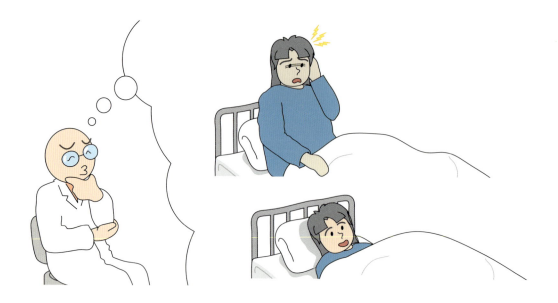

中島 「朝起きたときはあまり痛くないですか？」
患者 「全然痛くないです．でも起きて30分くらいするとだんだん痛くなってくるんです」
中島 「つまり寝ていると楽だけど，起きると痛くなるのですね」
患者 「そういえば，そうですね」

　頭のなかに浮かんだ病名が徐々に確信に変わっていきました．

患者 「仕事中に頭が痛くなってどうしようもないときもあるんですよ」
中島 「それは辛いですね」
患者 「それで，この前，○○病院の内科に行ったときにそこの先生に言ったんですよ，『目の奥が痛い』って」

　ぬぬっ，先を越されたかも．

患者 「そしたら『目の奥が痛いのだったら副鼻腔炎かもしれないから，すぐに耳鼻科で診てもらいなさい』と言われて」
中島 「ふ，ふくびくうえん？！」

　患者さんの訴えに即応するのは医師として立派な心掛けですが，私の考えていた病名とかけ離れていたので，びっくりしました．ちなみに副鼻腔炎も頭痛の原因として比較的多いのですが，頭を下げると痛くなる人が多いので，症状としては今回の逆ですね．

患者 「そのままその病院の耳鼻科に回されたんですけど，いろいろ調べてもらって『副鼻腔炎は全くないです』と言われました」
中島 「ふむふむ」
患者 「それでですね」
中島 「いいですよ，もう診断はついていますから」

　際限のない患者さんの話につきあっていてもしかたないので，切り上げることにしました．

いよいよ診断！3番目に多い頭痛

中島 「聞き慣れない病名だと思いますが，あなたの頭痛は『低髄液圧症』だと思います」
患者 「て，ていずいえき？」
中島 「あまり有名ではないのですが，世のなかで3番目に多い頭痛だと私は思っています」
患者 「そうなんですか！」

中島 「次に知りたいのは，治るかどうかだと思います」
患者 「ええ」
中島 「ほとんどの人は自然に治ります．せいぜい3カ月以内かな」

3カ月以内というのは根拠のない数字です．でも，自分の経験からはそんなものだと思います．

今回は少しばかり長くなってしまったので，2回に分けました．次回の後編では，低髄液圧症で頭痛の起こるメカニズム，診察室での確認のしかた，低髄液圧症の起こるキッカケ，そして治療法などについて述べましょう．

途中ですが，とりあえず1句

> 頭痛には　役に立つのが　3つの"C"
> 　　　カタをつくって　省エネ診断

中島　伸
（国立病院機構大阪医療センター脳神経外科・総合診療科）
著者自己紹介：1984年大阪大学卒業．脳神経外科・総合診療科のほかに麻酔科，放射線科，救急などを経験しました．

Book Information

Gノート増刊 Vol.5 No.6
終末期を考える
今、わかっていること＆医師ができること
すべての終末期患者と家族に必要な医療・ケア

新刊

編集／岡村知直，柏木秀行，宮崎万友子
□ 定価（本体 4,800円＋税）　□ B5判　□ 287頁　□ ISBN978-4-7581-2332-7

● がん・非がんに関わらず，終末期に携わるすべての医療者必読！
● ACPの進め方，意思決定支援，多職種連携，医療者のケアなど，実践的な知識やエビデンス，参考になる事例が満載！

外来・病棟・在宅など，終末期医療に携わるすべての医師必読！

発行 羊土社

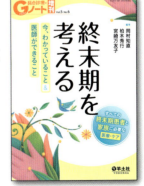

Book Information

医師国家試験の取扱説明書

国試対策の「赤本」！
新刊

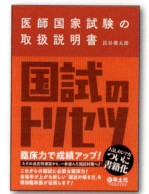

著／民谷健太郎
□ 定価（本体 3,200円+税）　□ A5判　□ 320頁　□ ISBN978-4-7581-1838-5

- 国試の「解き方」を解説した人気メルマガ，通称「国試のトリセツ」が書籍化！
- ペーパー試験で鍛えた知識を研修に活かすマインドセットを伝授．

国試対策に励む後輩におすすめください！

闘魂外来─医学生・研修医の君が主役！
病歴・フィジカルから情報検索まで臨床実践力の鍛え方を伝授します

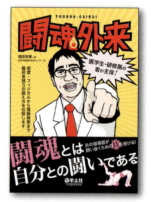

編集／徳田安春
□ 定価（本体 3,000円+税）　□ B5判　□ 206頁　□ ISBN978-4-7581-1825-5

- 超人気！実践型実習の情熱あふれるレクチャーが書籍化．
- 診察の基本の「型」からプレゼンスキルまで診療の極意を熱く指南！
- 臨床で必ず活きるパール，ここでしか学べない知識が満載！

「闘魂外来」の人気指導医が秘伝のワザを伝授！

メディカルスタッフのためのひと目で選ぶ統計手法

「目的」と「データの種類」で簡単検索！
適した手法が76の事例から見つかる、結果がまとめられる

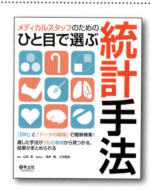

編集／山田 実　編集協力／浅井 剛，土井剛彦
□ 定価（本体 3,200円+税）　□ A4変型判　□ 173頁　□ ISBN978-4-7581-0228-5

- 76の研究事例を「目的×データの種類」でマトリックス図に整理．適した手法がたちまち見つかる！
- その手法を使う理由や解析結果の記載例も紹介，論文読解にも役立つ

あなたの研究にはこの統計！　手法選択の悩みを解消

発行　羊土社 YODOSHA
〒101-0052　東京都千代田区神田小川町2-5-1　TEL 03(5282)1211　FAX 03(5282)1212
E-mail：eigyo@yodosha.co.jp
URL：www.yodosha.co.jp/

ご注文は最寄りの書店，または小社営業部まで

シリーズ 総合診療はおもしろい！
〜若手医師・学生による活動レポート

監修：一般社団法人日本プライマリ・ケア連合学会
医学生・若手医師支援委員会
吉本　尚，杉谷真季，三浦太郎

vol.63 第13回若手医師のための家庭医療学冬期セミナー開催報告

櫻井広子（みちのく総合診療医学センター 専攻医）

今回は，2018年2月に東京大学で開催された家庭医療学冬期セミナー（通称，冬セミ）の概要を報告いたします．

2018年度からの新専門医制度がはじまり，「総合診療専門医ってなんだ？ 私，このままで大丈夫？」と不安を感じている，皆さんのような初期研修医・若手医師に向けて，同じく若手医師が主体となってつくり上げたセミナーです．進路に悩む初期研修医同士が出会えるセッションなども企画しており，仲間との出会いの場にもなっています．日々の臨床に使える実践的なワークショップ（WS：内容は表を参照）を通じて全国各地の指導医，先輩に会うこともできます．自分のロールモデルが見つかるかもしれません．

今年度の第14回冬セミは2019年2月9日（土），10日（日），東京大学にて開催予定です（日本プライマリ・ケア連合学会HPの「講演会・支部会活動」内に告知ページが設置されますのでチェックしてみてください！参加の募集期間は2018年12月初旬〜2019年1月中旬を予定しています）．

新専門医制度開始目前！若手に向けたセミナー

第13回のテーマは「Beginning！」でした．新専門医制度の開始と参加者の一歩を応援するセミナーにできればという思いを込めました．

このセミナーで主な対象としている「若手医師」は業務，研修などで多忙であり，100人を超える規模で集まる機会は本当に貴重です．そこで，全体講演は診療所，総合病院と働くセッティングが異なる3人の先生方をお招きし，「総合診療医という選択」というテーマで会場を巻き込んでディスカッションを行いました．それぞれ活躍の場は違えど「目の前

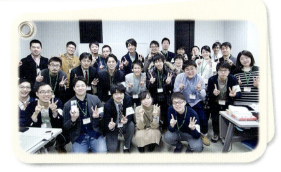

第13回冬セミスタッフ，全国の心強い仲間です．

の患者さんに真摯に向き合う」という総合診療医マインドを，参加者と共有することができました．総合診療医はキャリア選択の際や，後期研修中に「自分の専門性」について悩むことも多いですが，悩みながらも歩んできた先輩方と語り合うことで「あなたの専門医」になることへの展望をもてたのではないでしょうか．

また，ワークショップと並行して特別企画を2つ行いました．有名研修プログラムのTipsをコンペ形式で紹介した「全国プログラム見える化大作戦」，そして，総合診療専門医にとって必須のポートフォリオを全国有数のプログラム指導者に直接指導してもらえる「あなたのポートフォリオ，磨きます」などのスタッフ発の企画も盛り沢山で開催しました．

専門分野を決めかねている方，「総合診療，家庭医療」がちらっとでも頭よぎったあなた，仲間や先輩に会いに一度遊びに来てみませんか？

表　2018年冬セミのWSテーマ概要

費用対効果／リハビリ／VBP（価値に基づく医療）／不定愁訴／介護保険／嚥下／動機付け面接／器質疾患／生涯学習／EBM／認知行動療法／ポリファーマシー／ポートフォリオ発表会／在宅医療／脱臼／臨床研究／コーチング／家族志向型ケア／整形OSCE／ワクチン／多職種連携／風邪の漢方／乳幼児OSCE

本連載のバックナンバーをWEBでご覧いただけます
https://www.yodosha.co.jp/rnote/soushin/index.html

初期研修医のための総合診療ポータルサイト
（日本プライマリ・ケア連合学会）
https://jpca-jrst.jimdo.com

お知らせ

「ERアップデート2019 in 大阪」開催のご案内

「明日から使える！」を合言葉に，最強の講師陣による講義とワークショップが満載の救命救急＆総合診療系セミナー『ERアップデート』．第26回の今回は再び大阪を舞台に「日常の研修では学ぶことのできない」知識と技術がぎっしりの2日間です．全国の熱い志をもつ研修医の先生方と，勉強と遊びに充実した時間を過ごしてみませんか？この機会にぜひ，ご参加ください！

【概要】 日程：2019年2月2日（土）～3日（日）
　　　　 会場：KKRホテル大阪
　　　　 対象：臨床研修医
　　　　 　　　（後期含む／指導医・一般臨床医も参加可）
　　　　 定員：110名（定員になりしだい締切）
　　　　 参加費用：59,800円（税込）

【講師（敬称略・五十音順）】
　小淵岳恒（福井大学医学部附属病院 救急部講師 兼 医局長）
　今　明秀（八戸市立市民病院 院長 兼 臨床研修センター所長）
　坂本　壮（順天堂大学練馬病院 救急・集中治療科）
　徳田安春（群星沖縄臨床研修センター プロジェクトリーダー 兼 センター長）
　林　寛之（福井大学医学部附属病院 総合診療部 教授）
　箕輪良行（みさと健和病院 救急総合診療研修顧問）

【お問い合わせ先】株式会社エスミ
　東京都中野区本町4-44-18 ヒューリック中野ビル8F
　TEL：03-5385-7321 FAX：03-5385-8750
　＊詳細はERアップデートHP⇒https://www.erupdate.jp/ をご覧ください．

神経疾患に親しみ強くなる会（SST）第12回教育セミナー

神経症候のみかた～よく診る症状の一歩進んだ理解のために

【代表世話人】
　北川泰久（東海大学 名誉教授，東海大学八王子病院 顧問）
　髙木　誠（東京都済生会中央病院 院長）
【会　期】 2018年12月22日（土）　9：55～17：10
【会　場】 飯田橋レインボービル7階 大会議室
【受講料】 16,000円（税込：講義用テキスト，お弁当を含む）
【定　員】 140名（予定）
【プログラム】
① 不随意運動…ふるえ／濱田　雅（東京大学医学部附属病院 神経内科 助教）
② しびれ（感）は私たちに何を教えてくれるか？／福武敏夫（亀田メディカルセンター 神経内科 部長）
③ さまざまなてんかん発作を知る／久保田有一（武蔵野会TMGあさか医療センター てんかんセンター長，統括部長，東京女子医科大学病院 てんかん外来）
④ 意識障害の評価と病態／横田裕行（日本医科大学大学院医学研究科 救急医学分野 教授，日本医科大学付属病院 高度救命救急センター長）
⑤ よくわかる精神症候学／三村　將（慶應義塾大学医学部 精神・神経科学教室 教授）
⑥ 認知機能障害～物忘れと認知症を中心に／玉岡　晃〔筑波大学医学医療系 神経内科学 教授，筑波大学附属病院 副病院長・難病医療センター 部長（兼任）〕

【お問い合わせ先】「神経疾患に親しみ強くなる会（SST）」
　事務局運営：土田謙二（事務局長，MA&P代表）
　URL：http://shinkeishikan.kenkyuukai.jp
　E-mail：shinkeishikkan.shitashimukai@medical-ap.jp

Book Information

痛みの理学療法シリーズ
非特異的腰痛のリハビリテーション

発行 羊土社

新刊

編集／三木貴弘　監修／赤坂清和，竹林庸雄

● 腰痛の原因を分類してそれぞれに適した介入方法が学べる今までにない入門書．
● 評価法と治療手技を写真と動画で丁寧に解説．治療成績を上げたいPTは必読です！

□ 定価（本体5,200円＋税）　□ B5判　□ 245頁　□ ISBN978-4-7581-0233-9

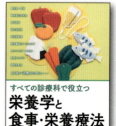

すべての診療科で役立つ
栄養学と食事・栄養療法

発行 羊土社

近刊
12月下旬発行予定

編集／曽根博仁

● すべての医師が知っておくべき基礎知識を完全網羅！
● 栄養素の基本から食品学，各疾患の栄養療法まで解説

□ 定価（本体3,800円＋税）　□ B5判　□ 約240頁　□ ISBN978-4-7581-0898-0

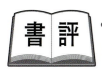

BOOK REVIEW

Procedural GPの手技力

編／齋藤　学
定価（本体 6,000円＋税），A4判，240頁，三輪書店

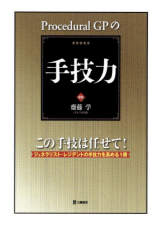

　患者，家族の心に寄り添うことはジェネラリストに必須の要素です．しかし，これは手技ができなくてもよいということを意味することではありません．患者にとってよい医者であることの条件には，いつの時代でも「手技の技術が的確であること」があげられます．

　本当に数年に一度しか顔を合わせる機会はないのですが，会うと時間を忘れて夜中までジェネラリストの理想を語り合う同年齢の大切な尊敬する友人，齋藤学先生が素敵な本を出版されました．

　齋藤先生が育成されている rural generalist と正反対に近い（都市部に近い，専門医へのアクセスが困難ではない）環境でしか働いたことがない評者の最初の正直な感想は，「えっ，これが全部ジェネラリストの実施する手技なの！？」というものでした．

　「まさか…本だから一応書いてあるだけでしょう…」と思いきやすべての章を最前線で地域医療を支えておられる先生が，ジェネラリストが実施できることを目標に執筆されている（しかも，手技も難易度まで記されているからありがたい）．その内容は簡潔明瞭で注意すべきピットフォールまで記されている．本当に日常臨床で実践していて非専門医に対しても教育している人間でなければこのような解説は書けるものではありません．

　先輩や専門医が行う姿を見様見真似で自分がすでに習得したと思っている手技に関しても，本書の解説を読むと，何となく我流で身につけた手技に対して「あ〜そういう注意点もあるのか，今度は気をつけよう」という復習になり，後輩に指導するときにも役に立ちます．手技というのは「大半の症例で問題なく成し遂げることができる」だけでは習得したことにならず，稀だとしても起こりうるトラブルにも的確に対応し，後輩に教育することができてはじめて習得したことになるのだと反省させられました．

　また，「これは，日本ではジェネラリストが行う手技ではないだろう…」と勝手に思い込んでいた手技も，本書ではあまりにわかりやすく解説されているので，「今度，専門医の先生が行っているときに見せてもらおう．そして，可能なときには教えてもらいながらさせてもらおう（機嫌がよいときを見計らって…）」という前向きな気分になります．

　1つだけ要望をあげさせていただくとすれば，次回の改訂の際に動画と連動させていただくとさらに理解が深まるのではないかと思います．

　ジェネラリストが働く場面は多様ですが，対応できる手技が増えるほど心の余裕がもて，日々の診療が楽しくなります．手技の習得に意欲がわいてくるような本を出してくださった齋藤先生に感謝します．

（評者）岩田充永（藤田医科大学　救急総合内科学）

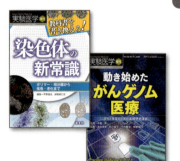

遺伝学・ゲノム科学・がんゲノム医療を結ぶための知識を解説

診療・研究にダイレクトにつながる
遺伝医学

渡邉 淳／著

- 定価（本体 4,300円＋税）　■ B5判　■ 246頁　■ ISBN 978-4-7581-2062-3

初めて／あらためてヒトの遺伝を学びたいときに最適な1冊

【目次概略】
- 第1章　「ヒトのゲノム」を解剖する—染色体・遺伝子・DNA
- 第2章　「ヒトのゲノム」の変化で起きる疾患—遺伝性疾患
- 第3章　「ヒトのゲノム」で診断する
- 第4章　ゲノム情報を治療に生かす
- 第5章　ゲノム医療で活用される統計
- 第6章　ゲノム医療をとりまくもの—研究から診療へ

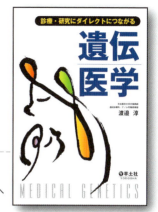

実験医学増刊 Vol.36 No.15
動き始めた がんゲノム医療
深化と普及のための基礎研究課題

中釜 斉／監　油谷浩幸, 石川俊平, 竹内賢吾, 間野博行／編

- 定価（本体 5,400円＋税）　■ B5判　■ 243頁　■ ISBN 978-4-7581-0373-2

がんはどこまで「読めた」のか？ がん治療はどう変わるのか？

【目次概略】
- 概論　がんゲノム医療の可能性を切り拓く基礎研究の深化への期待
- 第1章　ゲノム医療の体制：現状と課題
- 第2章　actionableパスウェイ
- 第3章　倫理・遺伝カウンセリング
- 第4章　技術革新・創薬開発

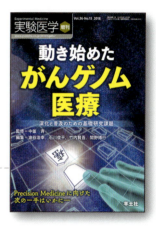

がんと正しく戦うための
遺伝子検査と精密医療
いま、医療者と患者が知っておきたいこと

西原広史／著

- 定価（本体 3,200円＋税）　■ B5変型判　■ 136頁　■ ISBN 978-4-7581-1819-4

個々人に最適ながん治療（プレシジョン・メディシン）実践の手引

【目次概略】
- 第1章　「がん」のなりたちと、遺伝子変異
- 第2章　遺伝するがん、しないがん
- 第3章　遺伝子の異常とがん治療薬
- 第4章　がんの遺伝子検査
- 第5章　一人ひとりにあわせたがん治療
- 第6章　次世代のがん予防、がん治療へ

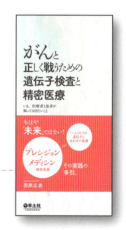

発行　羊土社 YODOSHA　〒101-0052　東京都千代田区神田小川町2-5-1　TEL 03(5282)1211　FAX 03(5282)1212
E-mail：eigyo@yodosha.co.jp
URL：www.yodosha.co.jp/

ご注文は最寄りの書店、または小社営業部まで

大好評発売中！

プライマリケアと救急を中心とした総合誌
レジデントノート Back Number

定価（本体2,000円+税）

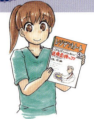

お買い忘れの号はありませんか？
すべての号がお役に立ちます！

2018年11月号（Vol.20 No.12）

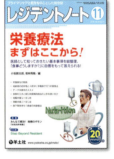

栄養療法 まずはここから！

医師として知っておきたい基本事項を総整理、「食事どうしますか？」に自信をもって答えられる！

編集／小坂鎮太郎，若林秀隆

2018年10月号（Vol.20 No.10）

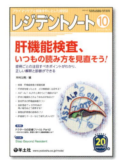

肝機能検査、いつもの読み方を見直そう！

症例ごとの注目すべきポイントがわかり、正しい解釈と診断ができる

編集／木村公則

2018年9月号（Vol.20 No.9）

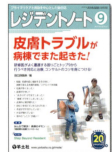

皮膚トラブルが病棟でまた起きた！

研修医がよく遭遇する困りごとトップ9から行うべき対応と治療、コンサルトのコツを身につける！

編集／田口詩路麻

2018年8月号（Vol.20 No.7）

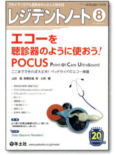

エコーを聴診器のように使おう！POCUS

ここまでできれば大丈夫！ベッドサイドのエコー検査

編集／山田　徹，髙橋宏瑞，南　太郎

2018年7月号（Vol.20 No.6）

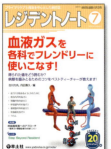

血液ガスを各科でフレンドリーに使いこなす！

得られた値をどう読むか？病態を掴みとるためのコツをベストティーチャーが教えます！

編集／古川力丸，丹正勝久

2018年6月号（Vol.20 No.4）

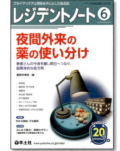

夜間外来の薬の使い分け

患者さんの今夜を癒し明日へつなぐ、超具体的な処方例

編集／薬師寺泰匡

Back Number

2018年5月号（Vol.20 No.3）

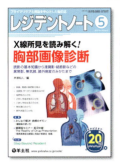

X線所見を読み解く！
胸部画像診断

読影の基本知識から
浸潤影・結節影などの異常影，
無気肺，肺外病変のみかたまで

編集／芦澤和人

2018年4月号（Vol.20 No.1）

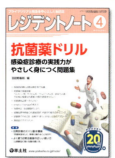

抗菌薬ドリル

感染症診療の実践力が
やさしく身につく問題集

編集／羽田野義郎

2018年3月号（Vol.19 No.18）

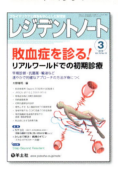

敗血症を診る！
リアルワールドでの
初期診療

早期診断・抗菌薬・輸液など
速やかで的確なアプローチの
方法が身につく

編集／大野博司

2018年2月号（Vol.19 No.16）

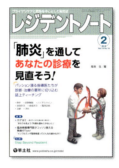

「肺炎」を通して
あなたの診療を
見直そう！

パッション漲る指導医たちが
診断・治療の要所に切り込む
誌上ティーチング

編集／坂本　壮

2018年1月号（Vol.19 No.15）

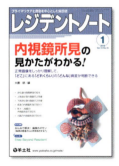

内視鏡所見の
見かたがわかる！

正常画像をしっかり理解して，
「どこ」にある「どれくらい」の
「どんな」病変か判断できる

編集／大圃　研

2017年12月号（Vol.19 No.13）

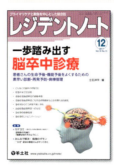

一歩踏み出す
脳卒中診療

患者さんの生命予後・機能予後を
よくするための素早い診断・
再発予防・病棟管理

編集／立石洋平

以前の号はレジデントノートHPにてご覧ください ▶ www.yodosha.co.jp/rnote/

バックナンバーのご購入は，今すぐ！

- お近くの書店で：レジデントノート取扱書店
  （小社ホームページをご覧ください）
- ホームページから
  www.yodosha.co.jp/
- 小社へ直接お申し込み
  TEL 03-5282-1211（営業）
  FAX 03-5282-1212

※ 年間定期購読もおすすめです！

レジデントノート 電子版 バックナンバー

現在市販されていない号を含む，
レジデントノート月刊 既刊誌の
創刊号～2014年度発行号までを，
電子版（PDF）にて取り揃えております．

・購入後すぐに閲覧可能　・Windows/Macintosh/iOS/Android対応

詳細はレジデントノートHPにてご覧ください

増刊 レジデントノート

1つのテーマをより広くより深く

☐ 年6冊発行　☐ B5判

Vol.20 No.11　増刊（2018年10月発行）

救急・ICUの頻用薬を使いこなせ！

薬の実践的な選び方や
調整・投与方法がわかり、
現場で迷わず処方できる

編集／志馬伸朗

☐ 定価（本体4,700円＋税）
☐ ISBN978-4-7581-1615-2

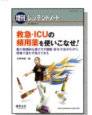

Vol.20 No.8　増刊（2018年8月発行）

COMMON DISEASE を制する！

「ちゃんと診る」ためのアプローチ

編集／上田剛士

☐ 定価（本体4,700円＋税）
☐ ISBN978-4-7581-1612-1

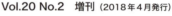

Vol.20 No.5　増刊（2018年6月発行）

循環器診療のギモン、百戦錬磨のエキスパートが答えます！

救急、病棟でのエビデンスに
基づいた診断・治療・管理

編集／永井利幸

☐ 定価（本体4,700円＋税）
☐ ISBN978-4-7581-1609-1

Vol.20 No.2　増刊（2018年4月発行）

電解質異常の診かた・考え方・動き方

緊急性の判断からはじめる
First Aid

編集／今井直彦

☐ 定価（本体4,700円＋税）
☐ ISBN978-4-7581-1606-0

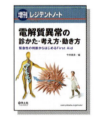

Vol.19 No.17　増刊（2018年2月発行）

**小児救急の基本
「子どもは苦手」を克服しよう！**

熱が下がらない、頭をぶつけた、泣き止まない、
保護者への説明どうする？ など、
あらゆる「困った」の答えがみつかる！

編集／鉄原健一

☐ 定価（本体4,700円＋税）
☐ ISBN978-4-7581-1603-9

Vol.19 No.14　増刊（2017年12月発行）

**主治医力がさらにアップする！
入院患者管理パーフェクト Part2**

症候対応、手技・エコー、栄養・リハ、退院調整、
病棟の仕事術など、超必須の31項目！

編集／石丸裕康、森川 暢

☐ 定価（本体4,700円＋税）
☐ ISBN978-4-7581-1597-1

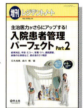

Vol.19 No.11　増刊（2017年10月発行）

**糖尿病薬・インスリン治療
知りたい、基本と使い分け**

経口薬？インスリン？ 薬剤の特徴を
掴み、血糖管理に強くなる！

編集／弘世貴久

☐ 定価（本体4,700円＋税）
☐ ISBN978-4-7581-1594-0

Vol.19 No.8　増刊（2017年8月発行）

**いざというとき慌てない！
マイナーエマージェンシー**

歯が抜けた、ボタン電池を飲んだ、
指輪が抜けない、ネコに咬まれたなど、
急患の対応教えます！

編集／上山裕二

☐ 定価（本体4,700円＋税）
☐ ISBN978-4-7581-1591-9

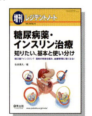

Vol.19 No.5　増刊（2017年6月発行）

**主訴から攻める！
救急画像**

内因性疾患から外傷まで、
すばやく正しく、撮る・読む・動く！

編集／舩越 拓

☐ 定価（本体4,700円＋税）
☐ ISBN978-4-7581-1588-9

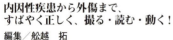

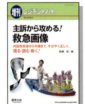

Vol.19 No.2　増刊（2017年4月発行）

**診断力を超強化！
症候からの内科診療**

フローチャートで見える化した
思考プロセスと治療方針

編集／徳田安春

☐ 定価（本体4,700円＋税）
☐ ISBN978-4-7581-1585-8

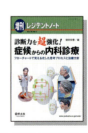

発行　羊土社 YODOSHA

〒101-0052　東京都千代田区神田小川町2-5-1　TEL 03(5282)1211　FAX 03(5282)1212
E-mail：eigyo@yodosha.co.jp
URL：www.yodosha.co.jp/

ご注文は最寄りの書店、または小社営業部まで

レジデントノート 次号 1月号 予告
(Vol.20 No.15) 2019年1月1日発行

特集

せん妄に対応できる（仮題）

編集／井上真一郎（岡山大学病院 精神科神経科）

「評価や鑑別が難しい」「薬の使い方に悩んでいる」など，せん妄への対応を病棟での困りごとにあげられる研修医の先生方が多くいると伺います．
そこで1月号では，臨床現場ですぐに使える，実践的な知識やスキルが身につけられるよう，院内でのせん妄対策に取り組まれている先生方に具体的な症例を交えてご解説いただきます．

《総論》
1) せん妄の診断と鑑別 ……………………………………… 井上真一郎
2) せん妄の3因子とアプローチ …………………………… 井上真一郎
3) せん妄の評価 ……………………………………………… 井上真一郎
4) せん妄の薬物療法 ………………………………………… 井上真一郎
5) せん妄の非薬物療法 ……………………………………… 馬場華奈己

《各論》
6) アルコール離脱せん妄 …………………………………… 石井博修
7) 薬剤性せん妄 ……………………………………………… 岡本禎晃
8) 認知症に重なったせん妄 ………………………………… 永井美緒
9) 終末期におけるせん妄 ……………………… 榎戸正則，貞廣良一
10) 低活動型せん妄 …………………………………………… 伊達泰彦

《コラム》
11) 内科医としてせん妄対策にいかに取り組むか① …… 宮川　慶
12) 内科医としてせん妄対策にいかに取り組むか② …… 遠藤健史，山田美保

連載

● よく使う日常治療薬の正しい使い方
「抗インフルエンザ薬の正しい使い方」（仮題）
………………… 関　由喜（けいゆう病院 内科），菅谷憲夫（けいゆう病院 感染制御センター）
その他

● 「レジデントノート」へのご感想・ご意見・ご要望をお聞かせください！
読者の皆さまからのご意見を誌面に反映させ，より日常診療に役立つ誌面作りをしていきたいと存じております．小社ホームページにてアンケートを実施していますので，ぜひご意見をお寄せください．アンケートにお答え下さった方のなかから抽選でプレゼントも実施中です！

編集幹事（五十音順）

飯野靖彦	（日本医科大学名誉教授）
五十嵐徹也	（茨城県病院事業管理者）
坂本哲也	（帝京大学医学部 救命救急センター教授）
奈良信雄	（順天堂大学医学部 特任教授， 東京医科歯科大学 特命教授）
日比紀文	（学校法人 北里研究所 北里大学 大学院医療系研究科 特任教授）
山口哲生	（新宿海上ビル診療所）

編集委員（五十音順）

石丸裕康	（天理よろづ相談所病院 総合診療教育部・救急診療部）
一瀬直日	（赤穂市民病院 内科・在宅医療部）
大西弘高	（東京大学大学院医学系研究科 医学教育国際研究センター）
川島篤志	（市立福知山市民病院 研究研修センター・総合内科）
香坂 俊	（慶應義塾大学 循環器内科）
柴垣有吾	（聖マリアンナ医科大学病院 腎臓・高血圧内科）
畑 啓昭	（国立病院機構京都医療センター 外科）
林 寛之	（福井大学医学部附属病院 総合診療部）
堀之内秀仁	（国立がん研究センター中央病院 呼吸器内科）

レジデントノート購入のご案内

これからも臨床現場での
「困った！」「知りたい！」に答えていきます！

年間定期購読（送料無料）

- 通常号（月刊2,000円×12冊）
  ………… 定価（本体24,000円＋税）
- 通常号＋増刊号
  （月刊2,000円×12冊＋増刊4,700円×6冊）
  ………… 定価（本体52,200円＋税）
- 通常号＋WEB版 ※1
  ………… 定価（本体27,600円＋税）
- 通常号＋WEB版 ※1＋増刊号
  ………… 定価（本体55,800円＋税）

便利でお得な
年間定期購読を
ぜひご利用ください！

✓送料無料※2
✓最新号がすぐ届く！
✓お好きな号から
　はじめられる！
✓WEB版で
　より手軽に！

※1 WEB版は通常号のみのサービスとなります
※2 海外からのご購読は送料実費となります

下記でご購入いただけます
- お近くの書店で
  レジデントノート取扱書店（小社ホームページをご覧ください）
- ホームページから または 小社へ直接お申し込み
  www.yodosha.co.jp/
  TEL 03-5282-1211（営業） FAX 03-5282-1212

◆ 訂正 ◆

下記におきまして，訂正箇所がございました．訂正し，お詫び申し上げます．
レジデントノート2018年11月号 Vol.20 No.12（2018年10月10日発行）
● 連載「循環器セミナー 実況中継 The Reality of Drug Prescription」
　　2091頁：大見出し 1
　　誤　DOAL を処方されている機械弁置換後の患者さん
　　正　DOAC を処方されている機械弁置換後の患者さん
お手数ではございますが，お手持ちの本に訂正箇所を書き込んでお使いいただきますようお願い申し上げます．

レジデントノート

Vol. 20 No. 13 2018〔通巻269号〕
2018年12月1日発行 第20巻 第13号
ISBN978-4-7581-1617-6
定価　本体2,000円＋税（送料実費別途）

年間購読料
　24,000円＋税（通常号12冊，送料弊社負担）
　52,200円＋税（通常号12冊，増刊6冊，送料弊社負担）
郵便振替　00130-3-38674

© YODOSHA CO., LTD. 2018
Printed in Japan

発行人	一戸裕子
編集人	久本容子
副編集人	保坂早苗
編集スタッフ	田中桃子，遠藤圭介，清水智子 伊藤 駿，西條早絢
広告営業・販売	菅野英昭，加藤 愛，中村恭平
発行所	株式会社 羊 土 社 〒101-0052　東京都千代田区神田小川町2-5-1 TEL 03（5282）1211／FAX 03（5282）1212 E-mail eigyo@yodosha.co.jp URL www.yodosha.co.jp/
印刷所	株式会社　平河工業社
広告申込	羊土社営業部までお問い合わせ下さい．

本誌に掲載する著作物の複製権・上映権・譲渡権・公衆送信権（送信可能化権を含む）は（株）羊土社が保有します．
本誌を無断で複製する行為（コピー，スキャン，デジタルデータ化など）は，著作権法上での限られた例外（「私的使用のための複製」など）を除き禁じられています．
研究活動，診療を含み業務上使用する目的で上記の行為を行うことは大学，病院，企業などにおける内部的な利用であっても，私的使用には該当せず，違法です．また
私的使用のためであっても，代行業者等の第三者に依頼して上記の行為を行うことは違法となります．

JCOPY ＜（社）出版者著作権管理機構 委託出版物＞本誌の無断複写は著作権法上での例外を除き禁じられています．複写される場合は，そのつど事前に，（社）出版者著
作権管理機構（TEL 03-5244-5088, FAX 03-5244-5089, e-mail : info@jcopy.or.jp）の許諾を得てください．

医学書院　書籍のご案内

◎悩める研修医、コメディカルスタッフに捧げる！　救急診療の新バイブル

京都ERポケットブック

編集　洛和会音羽病院救命救急センター・京都ER
責任編集　宮前伸啓／執筆　荒　隆紀

救急車で搬送された患者の緊急対応、ウォークイン患者の問診、検査治療計画……上級医はごく短時間でこれらを組み立て解決し、フィードバックまでこなす。上級医は頭の中でこう考えこうアプローチしている！

●A6　頁408　2018年　定価：本体3,500円＋税　[ISBN978-4-260-03454-8]

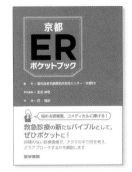

◎ひとり当直でも大丈夫！　救急外来で"いま何をすべきか"正しい判断力が身につく

ビビらず当直できる
内科救急のオキテ

坂本　壮

15症例をベースに救急外来で必要な考え方を学ぶことで、正しい判断力が身につく。「心筋梗塞の初期症状は？」「肺血栓塞栓症を見逃さないためには？」あなたは自信を持って答えられますか？

●A5　頁180　2017年　定価：本体3,600円＋税　[ISBN978-4-260-03197-4]

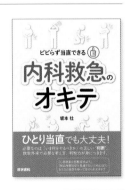

◎救急診療のポイントを押さえた初期研修医・救急に携わる若手医師、必携のマニュアル

救急レジデントマニュアル　第6版

監修　堀　進悟／編集　佐々木淳一

①時間軸に沿って記載、②診断・治療の優先順位を提示、③頻度と緊急性を考慮した項目立て、④救急診療のポイントに絞った内容で、救急室で「まず何をすべきか」「その後に何をすべきか」がわかる！

●B6変型　頁592　2018年　定価：本体4,800円＋税　[ISBN978-4-260-03539-2]

◎小さなサイズからは想像できない膨大な臨床情報をコンパクトにまとめた救急マニュアル

タラスコン救急ポケットブック

原著　Hamilton RJ et al／監訳　舩越　拓・本間洋輔・関　藍

膨大な臨床情報をわかりやすく簡潔に記載し、海外で高い人気を誇るポケットマニュアル。救急で遭遇する多くの疾病のクリニカルプレディクションルール（CPR）やガイドラインを網羅し、要所にリファレンスを掲載。

●A6変型　頁320　2018年　定価：本体2,600円＋税　[ISBN978-4-260-03547-7]

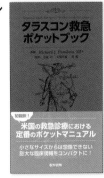

医学書院

〒113-8719　東京都文京区本郷1-28-23　[WEBサイト] http://www.igaku-shoin.co.jp
[販売・PR部] TEL:03-3817-5650　FAX:03-3815-7804　E-mail:sd@igaku-shoin.co.jp

新 小児薬用量
改訂第8版

東京大学医学部小児科教授
岡　明　編集
慶應義塾大学薬学部元教授
木津　純子

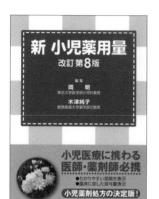

3年ごとに改訂される「小児薬用量」本の最新版．見やすい見開きの構成は旧版から引き継ぎつつ，今回の改訂では大幅にページ数を増加．舌下免疫療法薬を追加し，見返し付録に小児への薬の飲ませ方も掲載した．小児医療に関わる医師・薬剤師に使い込んでほしいポケットブックである．

□A6変型判　640頁
定価（本体3,200円+税）
ISBN978-4-7878-2310-6

■目次

序
凡例
体重(kg)，体表面積(m2)，および用量(成人量に対する%)の関係

1. 抗菌薬
2. 抗ウイルス薬
3. 抗真菌薬
4. 抗結核薬
5. 駆虫薬
6. 抗ヒスタミン薬
7. 鎮咳去痰薬
8. 解熱薬
9. 健胃消化薬
10. 止痢・整腸薬
11. 下剤・浣腸薬郎
12. 鎮吐薬
13. 消化性潰瘍薬
14. 肝胆膵疾患用薬
15. 気管支喘息治療薬
16. 抗アレルギー薬(1)
17. 抗アレルギー薬(2)
18. リウマチ・膠原病薬
19. 免疫抑制薬
20. 免疫グロブリン
21. 強心薬
22. 抗不整脈薬
23. 昇圧薬
24. 降圧薬
25. 血管拡張薬
26. 利尿薬
27. その他の心臓脈管薬
28. 呼吸促進薬
29. 救急蘇生薬
30. 抗血栓薬
31. 止血薬
32. 造血薬
33. 鎮静催眠薬
34. 抗てんかん薬
35. 自律神経薬
36. 中枢神経興奮薬・抗うつ薬など
37. 抗精神病薬・精神安定薬
38. 脳循環代謝改善薬・神経疾患治療薬
39. 鎮痛薬
40. 麻酔薬
41. 筋弛緩薬
42. ホルモン薬(1)(ペプチドホルモンなど)
43. ホルモン薬(2)(ステロイドホルモンなど)
44. 解毒薬・代謝系薬
45. 抗腫瘍薬
46. 新生児用薬
47. ビタミン
48. 輸液用電解質液(電解質補正薬を含む)
49. 内服用電解質薬
50. 高カロリー輸液
51. 腹膜透析液
52. 漢方薬
53. トローチなど口腔用薬
54. 坐剤
55. 耳鼻咽喉科用薬
56. 眼科用薬
57. 軟膏・クリーム・外用薬
58. 造影剤
59. 負荷試験用薬
60. 特殊ミルク
61. ワクチン

索引
小児のALS
年齢別体重平均値/小児への薬の飲ませ方
元素の周期表
緊急薬早見表

診断と治療社

〒100-0014　東京都千代田区永田町2-14-2山王グランドビル4F
電話　03(3580)2770　FAX 03(3580)2776
http://www.shindan.co.jp/
E-mail:eigyobu@shindan.co.jp

(18.04)

■ 手技をする総合診療医、Procedural GPのノウハウをこの一冊に凝縮

Procedural GPの手技力 新刊

特徴
★ オールカラー
★ 豊富な図とイラストでわかりやすい

編著　齋藤 学（ゲネプロ代表）

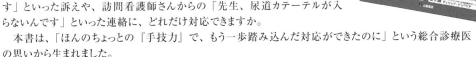

外来での患者さんからの「実は足の裏にほくろができて……これってほおっておいてだいじょうぶですか？」「最近、目がチラチラするんです」「（腹痛で来院したけれど）言われてみれば、月経が遅れています」「肩が痛いんです」といった訴えや、訪問看護師さんからの「先生、尿道カテーテルが入らないんです」といった連絡に、どれだけ対応できますか。

本書は、「ほんのちょっとの『手技力』で、もう一歩踏み込んだ対応ができたのに」という総合診療医の思いから生まれました。

耳垢栓塞や陥入爪の処置といった訪問診療の場でも役立つ手技から、挿管困難、ルート確保困難といった救急現場で冷や汗をかいてしまうような手技まで、様々な専門領域ごとに、最も頻繁に遭遇する「TOP3～5の手技」を厳選し、専門領域の現役医師が手技力を確実に、かつ、迅速に身につけるためのポイントに絞って執筆。

本書であなたの守備範囲を確認し、できる限り自分が住む地域で医療を受けたい、と願う患者さんのニーズに応える『手技力』を、ぜひ身につけてください。

■ 主な内容 ■

1 救急
- 1-1 困難な気道確保
- 1-2 ルート確保
- 1-3 胸腔ドレナージ
- 1-4 心嚢ドレナージ

2 麻酔科
- 2-1 脊髄くも膜下麻酔
- 2-2 硬膜外麻酔
- 2-3 超音波ガイド下末梢神経ブロック
- 2-4 超音波ガイド下血管穿刺（内頸静脈留置・腋窩静脈留置）
- コラム　脳脊髄液の逆流の確認と麻酔科医の思い出
- コラム　手技時の鎮静について

3 産婦人科
- 3-1 子宮頸がん検診
- 3-2 外陰・腟の診察手技
- 3-3 不正性器出血の診断手技
- 3-4 妊娠の診断手技
- 3-5 胎児エコーの検査手技
- コラム　子宮底長から妊娠週数を推測してみよう

4 在宅緩和ケア
- 4-1 終末期の鎮静
- 4-2 気管カニューレの選択
- 4-3 胸腹水穿刺
- 4-4 PICC 挿入
- 4-5 皮下輸液
- コラム　意思決定支援 選択を支えるには

5 整形外科
- 5-1 関節注射（穿刺）
- 5-2 骨折・脱臼の処置
- 5-3 外固定（シーネ）
- 5-4 Fascia リリース

6 泌尿器科
- 6-1 排尿障害時のエコー診断
- 6-2 尿道カテーテル留置困難
- 6-3 急性陰嚢症のエコー診断

7 眼科
- 7-1 視力測定
- 7-2 眼圧測定
- 7-3 スリットランプ検査
- 7-4 眼底検査
- 7-5 眼科超音波検査
- コラム アイケア HOME 手持ち眼圧計

8 耳鼻咽喉科
- 8-1 鼻出血の止血処置
- 8-2 耳垢除去
- 8-3 異物除去
- 8-4 扁桃周囲膿瘍の切開排膿

9 皮膚科
- 9-1 糸状菌検査
- 9-2 ダーモスコピー検査
- 9-3 粉瘤の切開排膿
- 9-4 褥瘡のポケット切開
- 9-5 陥入爪の処置

10 脳神経外科
- 10-1 穿頭術
- 10-2 開頭術
- 10-3 t-PA 静注療法
- コラム 血管内治療：脳血栓回収療法
- コラム 画像での早期虚血性変化の診断

付表　Procedural GPの手技力チェックリスト

● 定価（本体 6,000 円+税）　A4　240頁　2018年　ISBN 978-4-89590-635-7

お求めの三輪書店の出版物が小売書店にない場合は、その書店にご注文ください．お急ぎの場合は直接小社に．

三輪書店
〒113-0033 東京都文京区本郷6-17-9 本郷綱ビル
編集 ☎03-3816-7796　FAX 03-3816-7756　　販売 ☎03-6801-8357　FAX 03-6801-8352
ホームページ：https://www.miwapubl.com

好評書のご案内

送料は実費にて申し受けます。

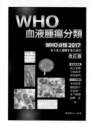

WHO血液腫瘍分類　改訂版
～WHO分類2017をうまく活用するために～

国立病院機構名古屋医療センター院長　直江　知樹
名古屋大学大学院医学系研究科臓器病態診断学教授　中村　栄男　ほか編

■AB判　464頁
定価
（本体15,000円＋税）
送料実費

- 第4版出版（2008年）から9年、膨大な研究成果を集約したWHO分類2017の骨髄系腫瘍、リンパ系腫瘍の双方について、本邦のエキスパートが集結して解説。

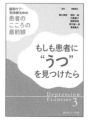

緩和ケア・支持療法中の患者のこころの最前線
もしも患者に"うつ"を見つけたら　Depression Frontier 3

国立精神・神経医療研究センター名誉理事長／日本うつ病センター理事長　樋口　輝彦　監修
東京医科歯科大学脳統合機能研究センター認知症研究部門特任教授　朝田　隆
国立がん研究センター支持療法開発センター長　内富　庸介
早稲田大学人間科学学術院臨床心理系教授　熊野　宏昭　編
日本うつ病センター副理事長／六番町メンタルクリニック所長　野村　総一郎
山口大学名誉教授／総合南東北病院精神神経センター長　渡邉　義文

■B5判　124頁
定価
（本体3,600円＋税）
送料実費

- それぞれの診療科で患者に"うつ"を見つけたら、どこまで診ることができるか。がん専門医から産婦人科医、リエゾンナース、心理職、産業医まで、診療の範囲と限界について明らかにした1冊。

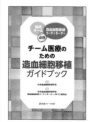

チーム医療のための造血細胞移植ガイドブック
－移植チーム・造血細胞移植コーディネーター必携－

日本造血細胞移植学会　監修
日本造血細胞移植学会
造血細胞移植コーディネーター（HCTC）委員会　編集

■B5判　340頁
定価
（本体4,200円＋税）
送料実費

- 全世界で毎年3万人以上の患者に行われる造血細胞移植。チーム医療の実現に必要な内容を、読者の経験や関心に合わせてどこからでも読み進めることができる、必携の入門書！

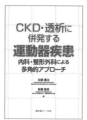

CKD・透析に併発する運動器疾患
～内科・整形外科による多角的アプローチ～

前 東京女子医科大学整形外科主任教授／河野臨牀医学研究所附属第三北品川病院名誉院長　加藤　義治　編
大阪市立大学大学院医学研究科代謝内分泌病態内科学・腎臓病態内科学教授　稲葉　雅章

■B5判　240頁
定価
（本体5,800円＋税）
送料実費

- CKD患者約1,330万人、透析患者32万人超。生命予後に影響する転倒・骨折に至る骨病変を見逃さないために！
- CKD-MBDの発症・進展メカニズムから、透析患者の骨折の特徴と手術手技まで、豊富な図表・写真でわかりやすく解説！
- 内科・整形外科が共有すべき知見を集約！CKD・透析患者の治療にあたるすべての医療者に役立つ一冊！

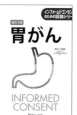

インフォームドコンセントのための図説シリーズ
胃がん　改訂3版

兵庫医科大学集学的腫瘍外科特任教授　笹子　三津留　編

■A4変型判　168頁
定価
（本体4,800円＋税）
送料実費

- 7年ぶりに改訂された日本胃癌学会の「胃癌取扱い規約」に基づく最新情報をとりこみ、図表や写真を交えてわかりやすく解説。
- 汎用治療から、新規抗がん薬を用いた薬物療法、治験まで、患者さんに選択肢を提供する内容も充実。
- とくに、手術や治療法、フォローアップは、患者さん目線でわかりやすい内容に！

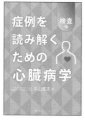

症例を読み解くための
心臓病学　検査編

日本大学医学部内科学系循環器内科学分野主任教授　平山　篤志　編

■B5判　296頁
定価
（本体7,200円＋税）
送料実費

- 最新の病態の解明と治療法の進歩に加え、問診からはじまり五感を使った身体所見の取り方まで、一つ一つの症例に真摯に向き合う大切さを追及した編者渾身の三部作。その第一弾がついに刊行！

株式会社　医薬ジャーナル社
〒541-0047 大阪市中央区淡路町3丁目1番5号・淡路町ビル21　電話 06(6202)7280(代) FAX 06(6202)5295
〒101-0061 東京都千代田区神田三崎町2丁目7番6号・浅見ビル　電話 03(3265)7681(代) FAX 03(3265)8369
振替番号 00910-1-33353
http://www.iyaku-j.com/　書籍・雑誌バックナンバー検索、ご注文などはインターネットホームページからが便利です。

JMP 14対応 改訂版出来！

JMPによる医療系データ分析 第2版
— 統計の基礎から実験計画・アンケート調査まで

◎内田治・石野祐三子・平野綾子 著／B5判変形／本体3200円+税

研究デザインや統計解析の基本的な考え方から、医療分野でよく使われるリスク比・オッズ比やカプラン・マイヤー法、時間の情報を加味して回帰分析をする比例ハザードモデルなどについて解説する。

JMPによる医療・医薬系データ分析
—分散分析・反復測定・傾向スコアを中心に

◎内田治・石野祐三子・平野綾子 著／B5判変形／本体3200円+税

わかりません!! シリーズ

「医療統計」わかりません!!
◎五十嵐 中・佐條麻里 著／B5判／本体2800円+税
統計が苦手なさじょーさんと、あたる先生の会話を楽しみながら読み進めているうちに、統計の基礎的な考え方が自然にわかる本です。

「医学英語論文」わかりません!!
◎石野祐三子・秋田カオリ 著／A5判／本体2800円+税
シントピックリーディングのコツを使って、医学英語論文の執筆スキルを磨け！「読むツボ」「書くワザ」教えます。

「医学統計英語」わかりません!!
◎石野祐三子・秋田カオリ 著／A5判／本体2800円+税
難しい数式は一切なし、アブストラクトだけで「読まずに医学統計英語がわかる」神業を伝授する。必要なのはたった5つのキーワード！

〒102-0072 東京都千代田区飯田橋3-11-19
TEL 03(3288)9461 FAX 03(3288)9470
東京図書 URL http://www.tokyo-tosho.co.jp

Book Information

本当にわかる 精神科の薬はじめの一歩
疾患ごとの具体的な処方例で、薬物療法の考え方とコツ、治療経過に応じた対応が身につく！

発行 羊土社

編集／稲田 健

- プライマリケアで必要な向精神薬の使い方をやさしく解説！
- 具体的な処方例で，薬のさじ加減や副作用への対処法などがよくわかる！

□ 定価(本体 3,200円+税)　□ A5判　□ 223頁　□ ISBN978-4-7581-1742-5

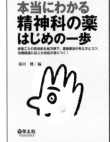

改訂第3版 ステロイドの選び方・使い方ハンドブック

発行 羊土社

編集／山本一彦

- ステロイド使用の基本から減量・中止時期まで解説した好評書が，改訂！
- 内容のアップデートを行い，新規項目を追加して対応疾患は48とさらに充実．

□ 定価(本体 4,300円+税)　□ B6判　□ 375頁　□ ISBN978-4-7581-1822-4

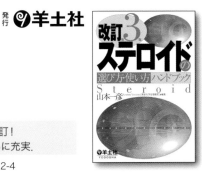

研修医・若手Dr.にエキスパートが伝授する
循環器診療のロジック

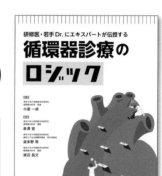

監修　小室 一成　東京大学大学院医学系研究科 循環器内科学 教授

編集　赤澤　宏　東京大学大学院医学系研究科 循環器内科学 講師
　　　波多野 将　東京大学大学院医学系研究科 重症心不全治療開発講座 特任准教授
　　　渡辺 昌文　東京大学大学院医学系研究科 循環器内科学 講師

- B5判　372頁
- 定価（本体6,000円＋税）
- ISBN 978-4-525-24561-0
- 2017年10月発行

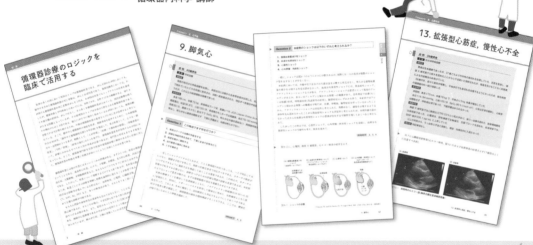

主な内容

- Ⅰ. 虚血性心疾患
- Ⅱ. 心不全
- Ⅲ. 心筋疾患
- Ⅳ. 心膜疾患
- Ⅴ. 弁膜疾患
- Ⅵ. 感染
- Ⅶ. 心臓腫瘍
- Ⅷ. 先天性心疾患
- Ⅸ. 不整脈
- Ⅹ. 失神
- Ⅺ. 大動脈疾患
- Ⅻ. 末梢動脈疾患
- ⅩⅢ. 肺循環異常
- ⅩⅣ. 血圧異常

ロジカル循環器病学のすすめ

東大病院循環器内科の豊富な症例をもとに，熟練した医師が臨床で行っている検査・診断・治療選択の思考プロセスに基づいて51疾患を解説！診療の時系列に沿った臨場感のある解説と，次の一手を問うQ&Aで，専門医を目指す研修医をはじめ，若手循環器内科医に，ポイントとなる知識をおさえながら，循環器疾患の診かたを伝授する一冊。

詳しくはWebで

南山堂　〒113-0034 東京都文京区湯島4-1-11
TEL 03-5689-7855　FAX 03-5689-7857（営業）
URL http://www.nanzando.com
E-mail eigyo_bu@nanzando.com

麻酔って、何だろう？ 実際の麻酔の様子がわかる

好きになる 麻酔科学 第2版
苦痛を除き手術を助ける医療技術
諏訪 邦夫・監修　横山 武志・著
A5・192頁・本体 2,300円（税別）
ISBN 978-4-06-513815-1

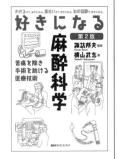

最新の麻酔科学に対応し、フルカラー化した待望の改訂版。物語調で楽しく読みながら、現場で活用できる麻酔科学の基礎力が身につく。高度な専門書への橋渡しとして、研修医をはじめ、コメディカルにもおすすめの1冊。

▶ 主 な 内 容

イントロダクション　麻酔の基礎知識	第7章　覚醒
第1章　静脈路確保	第8章　呼吸と血液と酸素
第2章　麻酔の歴史	第9章　体内の水分量と輸液
第3章　術前回診	第10章　全身麻酔　乳がん
第4章　麻酔の準備	第11章　全身麻酔　口蓋形成術
第5章　麻酔導入	第12章　区域麻酔　帝王切開
第6章　麻酔維持	

東京都文京区音羽 2-12-21
https://www.kspub.co.jp/

講談社

編集 ☎03(3235)3701
販売 ☎03(5395)4415

Book Information

● レジデントノートバックナンバー ●
2018年6月号 Vol.20 No.4

発行 **羊土社**

夜間外来の薬の使い分け
患者さんの今夜を癒し明日へつなぐ、超具体的な処方例

編集／薬師寺泰匡

● 夜間外来でよく困る薬の使い方を超具体的に解説！「こんなときはどの鎮痛薬を選ぶ？」「この患者さんに睡眠薬を処方してもいいのかな？」…当直中の不安を解決！

□ 定価(本体 2,000円+税)　□ B5判　□ 138頁　□ ISBN978-4-7581-1608-4

レジデントノート増刊 Vol.19 No.8

発行 **羊土社**

いざというとき慌てない！
マイナーエマージェンシー
歯が抜けた、ボタン電池を飲んだ、指輪が抜けない、
ネコに咬まれたなど、急患の対応教えます！

編集／上山裕二

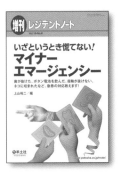

● 診慣れない症例に対する治療法や手技などを解説！
● 専門医へコンサルトするまでに「自分が何をすべきか」がわかる！！

□ 定価(本体 4,700円+税)　□ B5判　□ 271頁　□ ISBN978-4-7581-1591-9

レジデントノート 12月号
掲載広告 INDEX

■ 企業

(株) 油井コンサルティング ………… 表2	診断と治療社……………………… 後付2
(株) 三和化学研究所 ……………… 表3	三輪書店………………………………… 後付3
第一三共 (株) ……………………… 表4	医薬ジャーナル社……………………… 後付4
メディカル・サイエンス・インターナショナル …………………………………… 2266	東京図書………………………………… 後付5
	南山堂…………………………………… 後付6
医学書院………………………………… 後付1	講談社…………………………………… 後付7

■ 病院

名瀬徳洲会病院……………………… 2146	野崎徳洲会病院附属研究所………… 2158
宇治徳洲会病院……………………… 2148	

◆ 広告掲載のご案内 ◆ 「レジデントノート」を製品広告の掲載, 研修医募集にご利用下さい!

お陰様で大変多くの研修医・医学生の方にご愛読いただいている小誌は, 製品紹介, 人材募集のための媒体としても好評をいただいております.

　広告は, カラー・白黒・1/2ページ・1ページがございます. 本誌前付・後付広告をご参照下さい.
　なお, 本誌に出稿していただくと, サービスとして小社のメール配信 (メディカル ON-LINE) やホームページにも広告内容を掲載しますのでさらに効果的です!

詳しくは下記までお気軽にお問合せ下さい
■ TEL ：03-5282-1211　■ FAX ：03-5282-1212
■ メール：ad-resi@yodosha.co.jp
■ 郵便 ：〒101-0052 東京都千代田区神田小川町2-5-1
　　　　　株式会社 羊土社 営業部担当：菅野 (かんの)